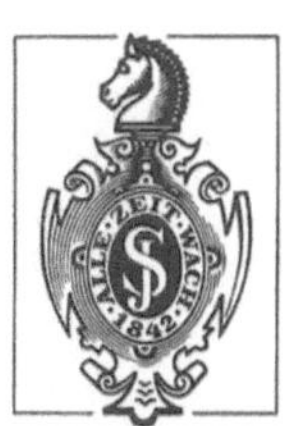

B. Freigang   H. Weerda   (Hrsg.)

Fibrinklebung in der Otorhinolaryngologie

Mit 88 zum Teil farbigen Abbildungen

Springer-Verlag

Berlin Heidelberg New York
London Paris Tokyo
Hong Kong Barcelona
Budapest

Prof. Dr. Bernd Freigang
Medizinische Fakultät der Humboldt-Universität
HNO-Klinik
Schumannstr. 20/21, O-1040 Berlin
Bundesrepublik Deutschland

Prof. Dr. Dr. Hilko Weerda
Medizinische Universität zu Lübeck
Klinik für HNO-Heilkunde
Ratzeburger Allee 160, W-2400 Lübeck 1
Bundesrepublik Deutschland

ISBN-13: 978-3-540-55321-2   e-ISBN-13: 978-3-642-77395-2
DOI: 10.1007/978-3-642-77395-2

Die Deutsche Bibliothek − CIP-Einheitsaufnahme
Fibrinklebung in der Otorhinolaryngologie. − B. Freigang; H. Weerda (Hrsg.). − Berlin; Heidelberg;
New York; London; Paris; Tokyo; Hong Kong; Barcelona; Budapest: Springer, 1992.

NE: Freigang, Bernd [Hrsg.]

Vorwort

Wer aufhört, besser zu werden,
hat aufgehört, gut zu sein.

Philip Rosenthal

Neben der exakten Indikationsstellung wird der Erfolg einer operativen Therapie wesentlich durch die minutiöse Technik des Operateurs bestimmt. Bei der raschen Erweiterung des aktuellen Methodeninventars, durch den konsequenten Einsatz des Operationsmikroskops, durch neue Konzepte in der plastisch-rekonstruktiven Chirurgie, durch die Anwendung neuartiger allogener Materialien und nicht zuletzt durch sichere Methoden der Gewebeklebung hat es der Arzt in der Praxis schwer, sein Wissen auf dem neuesten Stand zu halten.

Operationskurse können besonders manuelle Fertigkeiten schulen. Symposien mit begrenzter Thematik hingegen erlauben die ausführliche Diskussion persönlicher Erfahrungen mit ausgewiesenen Spezialisten. Sie gestatten die kritische Wertung von neuen operativen Methoden und erleichtern dadurch die eigene Orientierung und Wertbeimessung verschiedener Therapiemaßnahmen.

Das Symposium „Fibrinklebung in der Otorhinolaryngologie" im Dezember 1990 in Berlin bot ausreichend Gelegenheit, die modernen Möglichkeiten der Gewebeklebung im makro- wie auch mikrochirurgischen Bereich zu diskutieren.

Kompetente Gesprächspartner waren sich darin einig, daß erst durch die Fibrinklebung einige Operationsmethoden möglich, andere durch verringerte postoperative Komplikationen und erhöhte Zuverlässigkeit der Resultate in verstärktem Maße anwendbar wurden.

Der alte Traum von der Wundrandvereinigung ohne Naht — sicher, reißfest und flüssigkeitsdicht — scheint in Erfüllung zu gehen.

Die Herausgeber dieses Buches danken den Autoren für ihre Mühe und die Bereitschaft, über ihre Erfahrungen mit dem Fibrinkleber zu berichten.

Der Firma IMMUNO und ihren Mitarbeitern danken wir für die Unterstützung des Symposiums und bei der Drucklegung sowie dem Verlag für die sorgfältige Ausführung und Ausstattung des Buches.

Möge diese Darstellung einen großen Interessentenkreis erreichen.

Lübeck, Berlin im Frühjahr 1992

H. Weerda · B. Freigang

Inhaltsverzeichnis

Referentenverzeichnis

BAUMANN, H. Doz. Dr.; Ernst-Moritz-Arndt Universität Greifswald, HNO-Klinik, Walter-Rathenau-Str. 25, O-2200 Greifswald

BERNDT, H. Doz. Dr.; Medizinische Fakultät (Charité) der Humboldt-Universität zu Berlin, HNO-Klinik, Schumannstr. 20/21, O-1040 Berlin

BRUNNER, F. X. Prof. Dr.; Klinik und Poliklinik für HNO-Krankheiten der Julius-Maximilians-Universität, Josef-Schneider-Str. 11, W-8700 Würzburg

CHRISTOPH, B. Doz. Dr.; Medizinische Hochschule Magdeburg, HNO-Klinik, Leipziger Str. 44, O-3090 Magdeburg

DRAF, W. Prof. Dr.; Städtische Kliniken Fulda, Klinik für HNO-Krankheiten und plastische Gesichtschirurgie, Pacelliallee 4, W-6400 Fulda

ECKEL, H. E. Dr.; Universitätsklinik Köln, HNO-Klinik, Josef-Stelzmann- Str. 9, W-5000 Köln 41

ELIES, W. Prof. Dr.; Städtische Krankenanstalten Bielefeld, HNO-Klinik, Teutoburger Str. 50, W-4800 Bielefeld 1

FRANK, R. Dr.; Städtisches Klinikum Karlsruhe, HNO-Klinik, Moltkestr. 14, W-7500 Karlsruhe

FREIGANG, B. Prof. Dr.; Medizinische Fakultät (Charité) der Humboldt-Universität zu Berlin, HNO-Klinik, Schumannstr. 20/21, O-1040 Berlin

HAAKE, K. Doz. Dr. Dr.; Medizinische Fakultät (Charité) der Humboldt-Universität zu Berlin, HNO-Klinik, Schumannstr. 20/21, O-1040 Berlin

HAID, C. T. Prof. Dr.; Universitätsklinik und Poliklinik für HNO-Krankheiten, Waldstr. 1, W-8520 Erlangen

HÖRMANN, K. Prof. Dr.; HNO-Klinik, Klinikum der Universitätsstadt, Friedrich-Engelsstr. 15, W-6750 Kaiserslautern

LAMMERT, I. Dr.; Medizinische Fakultät (Charité) der Humboldt-Universität zu Berlin, HNO-Klinik, Schumannstr. 20/21, O-1040 Berlin

MARGGRAFF, G. Dipl.-med.; Medizinische Hochschule Magdeburg, HNO-Klinik, Leipziger Str. 44, O-3090 Magdeburg

OEHLER, G. Prof. Dr.; Zentrum für Innere Medizin, Medizinische Klinik I, Klinikstraße 36, W-6300 Gießen

PAULSEN K. Prof. Dr.; Städt. Klinikum, HNO-Klinik, Holwedestr. 16,
W-3300 Braunschweig

PREUSS, B.; IMMUNO GmbH, Im Breitspiel 13, W-6900 Heidelberg

SCHRÖDER, M. Prof. Dr.; Klinik für HNO-Krankheiten und
plastische Kopf-Hals- und Gesichtschirurgie, Stadtkrankenhaus,
Mönchebergstr. 14, W-3500 Kassel

SCHOBEL, H. Prof. Dr.; Krankenhaus St. Pölten, HNO-Abteilung,
Fesslerstr. 57, A-3101 St. Pölten

STAINDL, O. Prof. Dr.; Landeskrankenanstalten Salzburg,
HNO-Abteilung, Müllner Hauptstraße 48, A-50210 Salzburg

STANGE, G. Prof. Dr.; Städtisches Klinikum Karlsruhe, HNO-Klinik,
Moltkestr. 14, W-7500 Karlsruhe

WEERDA, H. Prof. Dr. Dr.; Medizinische Universitätsklinik zu
Lübeck, Klinik für Hals-Nasen- und Ohrenheilkunde, Ratzeburger
Allee 160, W-2400 Lübeck 1

I. Grundlagen der Fibrinklebung

Grundprinzip der Fibrinklebung — Anforderungen an die Qualität und Sicherheit

G. OEHLER

Gewebeschäden, wie sie bei Verletzungen oder Operationen auftreten, führen zu Reaktionen, die unter dem Begriff Wundheilung zusammengefaßt sind.

Man kann drei ineinander übergehende Phasen unterscheiden:
1. Substratphase,
2. Kollagenphase,
3. Narbenstadium.

Zu Anfang verlaufen diese Vorgänge in allen Geweben prinzipiell gleichartig. Erst am Ende folgen jeweils spezifische Ausbauvorgänge, so daß man die dritte Phase auch als Differenzierungsphase bezeichnet. In der ersten Phase werden die eröffneten Blutgefäße verschlossen, so daß weitere Blutaustritte verhindert werden. Die Wundregion wird weiterhin mit Schorf abgedichtet, welcher hauptsächlich aus ausgetretenem Fibrin besteht (exsudative Phase). Der Schorf schützt das Wundgebiet gegen Infektion und Austrocknung. In dieser Phase findet auch die Resorption der Gewebstrümmer statt. Dies geschieht durch Einströmen von weißen Blutzellen (Granulozyten, Lymphozyten und Monozyten), welche zusammenfassend als Entzündungszellen bezeichnet werden. Die Wunde ist eine Sonderform der Entzündung.

Etwa vom 5. Tag an kennt man im Wundgebiet deutliche Proliferationen. Zunächst proliferieren hauptsächlich die Kapillaren. Zunehmend erscheinen Fibroblasten, es wird Kollagen gebildet, so daß sich eine größere Reißfestigkeit entwickelt. Schließlich entsteht Granulationsgewebe und bereits relativ stabiles gefäßreiches Narbengebiet.

Aus dem noch faserarmen Granulationsgewebe entwickelt sich zell- und gefäßarmes faserreiches Narbengewebe.

In der Anfangsphase der Wundheilung, welche für die Fibrinklebung von besonderem Interesse ist, treten sowohl das plasmatische Gerinnungssystem, als auch die Thrombozyten in Aktion (Abb. 1). Die Gewebsschädigung setzt Thromboplastin frei, das das extrinsische Gerinnungssystem über den Faktor VII aktiviert. Weiterhin werden Kollagenfasern freigelegt. Daran wird zum einen das intrinsische Gerinnungssystem aktiviert, zum anderen kommt es am Kollagen zur Thrombozytenadhäsion. Später bilden sich hier (nach der sogenannten Freisetzungsreaktion) Thrombozytenaggregate.

Extrinsische und intrinsische Aktivierung des Gerinnungssystems führt letztlich zur Bildung des Thrombins, das Fibrinogen in Fibrin umwandeln kann. Dieses wird in einem weiteren Schritt durch Faktor XIII quervernetzt und erhält seine endgültige Stabilität bzw. Reißfestigkeit.

B. Freigang/H. Weerda (Hrsg.)
Fibrinklebung in der Otorhinolaryngologie
© Springer-Verlag Berlin Heidelberg 1992

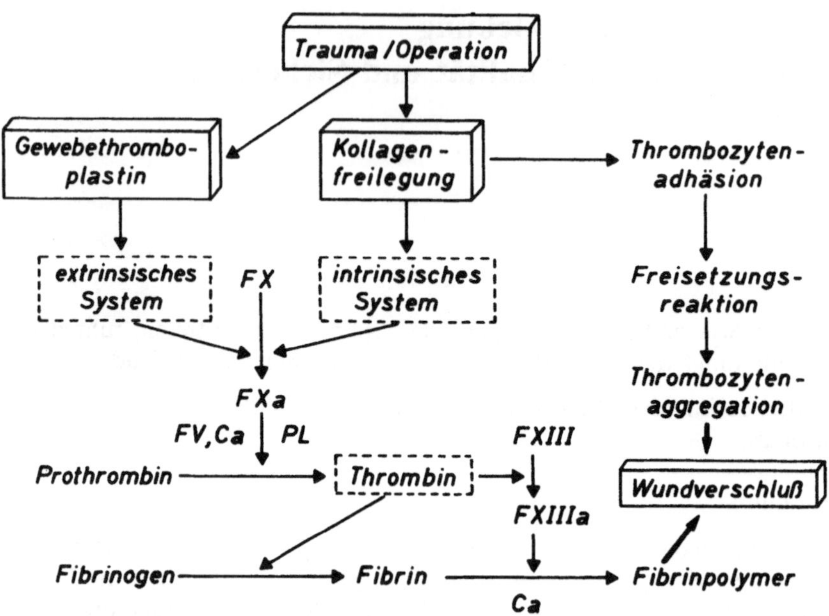

Abb. 1. Anfangsphase der Wundheilung

Thrombozytenaggregation und plasmatische Gerinnungsabläufe können nicht isoliert betrachtet werden. Es bestehen zwischen beiden Komponenten der Blutstillung zahlreiche Querverbindungen. Beispielsweise wirkt Thrombin stark aggregationsfördernd auf die Thrombozyten, andererseits aktivieren Thrombozyten bei der Aggregation die plasmatische Gerinnung.

Bei der Fibrinklebung wird lokal eine Fibrinbildung hervorgerufen, so daß der letzte Schritt in der Gerinnungskaskade nachgeahmt wird. Voraussetzungen für eine erfolgreiche Fibrinklebung sind die Verfügbarkeit hochkonzentrierter Fibrinogenlösungen (90 mg/ml gegenüber 1 – 2 mg/ml Ausgangsplasma) und die Reindarstellung von Faktor XIII.

Im Prinzip wird Rinderthrombin mit Kalzium, Humanfibrinogen und Faktor XIII zusammengebracht. Es entsteht ein Fibrinpfropf. Durch die Variation der Thrombinkonzentration kann die Klebung schnell oder langsam herbeigeführt werden. Die schnelle Klebung ist insbesondere bei der Blutstillung, also bei der Hämostase wichtig, die langsame Klebung dient z.B. der Gewebeanpassung.

Erst die Anwesenheit des Faktor XIII ist von besonderer Bedeutung, weil dadurch die Quervernetzung der Fibrinmoleküle erreicht wird und somit eine physiologische Netzstruktur entsteht. Dadurch wird die Reißfestigkeit des verklebten Gebietes wesentlich verbessert.

Das gebildete Fibrin kann leicht durch die körpereigene Fibrinolyse wieder aufgelöst werden. Experimentell kann man nachweisen, daß die Fibrinolyse bereits nach wenigen Stunden zu einem erheblichen Stabilitätsverlust in verklebten Strukturen führt. Es hat sich daher bewährt, generell einen Fibrinolysezusatz (Aprotinin) bei der Fibrinklebung zu verwenden.

In einem Wundgebiet dient das neugebildete Fibrin als Leitschiene bzw. als Gerüst für die Epithelialisierung und Fibroblasteneinsprossung. Es besteht eine gewisse Korrelation zwischen Fibrinkonzentration und Fibroblastenzahl. Defibronogenierte Tiere haben nur geringe Fibroblastenzahlen. Damit wird die Fibrinbildung im Rahmen der Fibrinkleberanwendung auch zu einem wichtigen Faktor für die Faserbildung und Reepithelialisierung einer Wunde. Für die Verbindung zwischen Kollagen und Fibrin ist vermutlich Fibronectin von Bedeutung. Es ist denkbar, daß ein genereller Fibronectinmangel die Wundheilung erschwert. Ein derartiger Fibronectinmangel könnte bei Patienten im septischen Schock und bei Leberkranken eine Rolle spielen und zur Störung der Wundheilung beitragen. Aus diesen Überlegungen heraus, erscheint auch die Anwesenheit von Fibronectin in einem Fibrinklebersystem sinnvoll.

In den letzten Jahren hat die Fibrinklebung ihre Anwendungsbereiche erweitert. Hierzu gehört auch die Fibrinklebung im Rahmen der interventionellen Endoskopie. Voraussetzung war die Entwicklung eines zweilumigen Applikationssystems, welches ermöglicht, daß die Fibrinogen- und Thrombinkomponenten getrennt transportiert werden und erst unmittelbar am Wirkort zusammengeführt werden.

Infektionssicherheit

Der Fibrinkleber wird aus gepooltem humanen Plasma hergestellt, so daß sich die Frage nach der Übertragbarkeit viraler Erreger stellt. Jeder Plasmaspender muß auf die Abwesenheit von HBs-Antigen, HIV-Antikörper und auf signifikante Transaminasenerhöhungen geprüft werden. Es darf selbstverständlich nur Plasma mit negativen Befunden verwendet werden.

Als virusinaktivierende Maßnahme wird das Kleberprotein einer produktspezifischen Thermoinaktivierung unterzogen. HIV wird dabei um mindestens 6 Log-Stufen inaktiviert. Aufgrund dieser Titerreduktion ist das Präparat als sicher hinsichtlich der Übertragung von Aids anzusehen. Auch klinische Studien belegen die Sicherheit der verfügbaren Fibrinkleberpräparate hinsichtlich der Hepatitisübertragung und der HIV-Übertragung.

Literatur

Bruhn HD, Pohl J (1981) Growth regulation of fibroblasts by thrombin, factor XIII and fibronectin. Klin Wochenschr 59:145–146

Haas S, Stemberger A, Erhardt W, Weichermeier J, Duspiva W, Ippisch A, Weidringer JW, Fritsche H-M, Blümel G (1983) Einfluß lokal applizierter Gerinnungsfaktoren (Fibrinkleber) auf die Wundheilung. Experimentelle Untersuchungen über den Zusatz von Fibrinolyseinhibitoren am Modell der Nervenklebung und der thermischen Hautschädigung. Sonderdruck aus: Hämostaseologie 1:3–16

Heine W-D, Edinger D, Braun A (1982) Wundheilung nach Fibrin-Klebung – Histopathologische Untersuchungen. In: Cotta H, Braun A (Hrsg) Fibrinkleber in Orthopädie und Traumatologie. Thieme, Stuttgart New York, 27–34

Kaeser A, Dum N (1988) Grundlegende Aspekte der Fibrinklebung. In: Zellner PR (Hrsg) Fibrinklebung in der Verbrennungschirurgie – Plastischen Chirurgie. Springer, Berlin Heidelberg 3–12

Scheele J, Schricker Th, Goy RO, Lampe I, Panis R (1981) Hepatitisrisiko bei der Fibrinklebung in der Allgemein-Chirurgie. Med Welt 32:783–788

Zilch H (1981) Der Einfluß des Fibrinklebers auf die Revaskularisierung des Knochentransplantates. Unfallheilkunde 84:353–362

Zilch H, Noffke B (1981) Beeinflußt der Fibrinkleber die Knochenneubildung? Unfallheilkunde 84:363–372

Applikationstechniken bei der Fibrinklebung

B. Preuss

Grundlegende Aspekte

Die Fibrinklebung hat seit ihrer Einführung in den siebziger Jahren in nahezu allen operativen Fächern einen hohen Stellenwert erreicht. Zu den sogenannten klassischen Indikationen in der Neuro- und HNO-Chirurgie kamen in jüngerer Zeit Anwendungsbereiche auf dem Gebiet der Endoskopie und laparaskopischen Chirurgie hinzu. Die vielfältigen Einsatzmöglichkeiten der Fibrinklebung erfordern unterschiedliche Klebetechniken und zusätzliche Applikationssysteme.

Bei der Fibrinklebung werden zwei Komponenten möglichst zu gleichen Teilen auf die Wundfläche aufgetragen. Die erste Komponente, die Kleberproteinlösung enthält hochkonzentriertes, zähflüssiges Fibrinogen, die zweite besteht aus einer wäßrigen Thrombinlösung (Abb. 1). Nach Vermischen der beiden Komponenten bildet sich bei Fibrinklebern mit physiologischer Ionenstärke weißliches Fibrin [16]. Die Resorption des verfestigten Fibrinklebers entspricht der bei jeder Wundheilung zu beobachtenden Resorption körpereigenen Fibrins [6, 13, 22].

Vorbereitung

Das Fibrinklebesystem wird in zwei Darreichungsformen angeboten: als tiefgefrorenes Präparat in Fertigspritzen (z. B. Tissucol® DUO S, Fa. IMMUNO, Heidelberg) oder als Lyophilisat mit Lösungsmittel (z. B. Tissucol® Kit, Fa. IMMUNO, Heidelberg). Hier besteht die Wahlmöglichkeit zwischen einer schnellen oder langsamen Verfestigung des Klebers (s. dazu Abschnitt „Verfestigungsgeschwindigkeit/Adaptionsdauer"). Das Lyophilisat wird idealerweise in dem kombinierten Wärme- und Rührgerät „Fibrinotherm" gelöst.

Der Auftauvorgang des tiefgefrorenen Produktes kann durch Erwärmen (nicht über 37 °C!) auf wenige Minuten verkürzt werden. Am besten eignet sich ein steriles Wasserbad von 37 °C in das die Fertigspritzen ohne Plastikumhüllung gelegt werden können, oder Auftauen durch Handwärme. Der Fibrinkleber ist einsatzbereit wenn die Kleberproteinlösung eine honigartige, zähflüssige Konsistenz hat und die Luftblasen in der Fertigspritze mit der Kleberproteinlösung langsam nach oben steigen.

B. Freigang/H. Weerda (Hrsg.)
Fibrinklebung in der Otorhinolaryngologie
© Springer-Verlag Berlin Heidelberg 1992

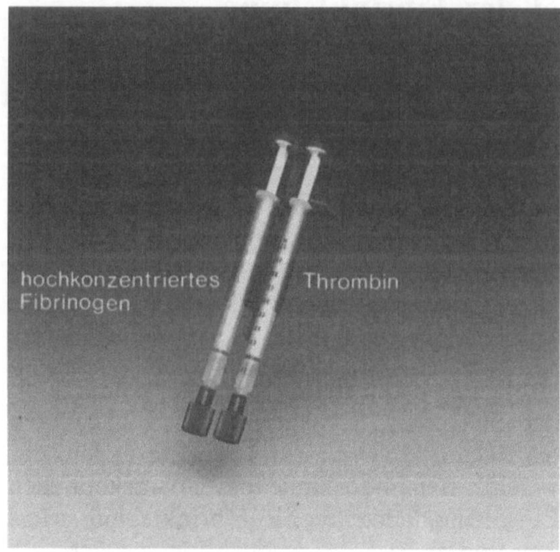

Abb. 1

Dosierung

Das nötige Volumen an Fibrinkleber richtet sich nach der Größe der zu klebenden oder zu beschichtenden Oberfläche bzw. nach der Größe des auszufüllenden Defektes. Bei der Klebung von Flächen kann als Anhaltspunkt dienen, daß 0,5 ml Tissucol für eine Fläche von mindestens 5 cm² ausreichen. Verwendet man zur Auftragung das Duploject-System mit Sprühkopf, so läßt sich mit 0,5 ml Tissucol je nach Indikation eine Fläche von mindestens 12,5 cm² bis zu 50 cm² beschichten.

Schichtdicke/Resorptionszeit

Die Schichtdicke ist neben der Aprotininkonzentration im Clot und der fibrinolytischen Aktivität im umgebenden Gewebe für die Dauer der Resorptionszeit und dem geweblichen Durchbau also letztendlich für die Dauer der Wundheilung entscheidend [15, 28].

Die Fibrinschicht sollte daher für einen rascheren Heilungsablauf und eine zartere Narbenbildung möglichst dünn sein [13]. Dies gilt besonders dann, wenn die Diffusion, wie z. B. bei Hautklebungen, nicht behindert werden soll [2, 6, 29].

Durch die weißliche Verfärbung physiologischen Fibrins kann die Schichtdicke des aufgetragenen Fibrinklebers abgeschätzt werden. Überschüssiger Fibrinkleber kann lokalisiert und zur Verhinderung von unerwünschten Verklebungen wieder entfernt werden.

Bei der Versiegelung oberflächlicher Wunden, wie z. B. in der Rhinophymchirurgie, kann Fibrinkleber auch dick aufgetragen werden. Hier stellt das physiologische Fibrin einen „Epithelverband" dar [31].

Bei einigen Indikationen, z.B. bei der Klebung von Nerven [9], Blutgefäßen und Achillessehnen [12, 19], soll zum Schutz des umliegenden Gewebes vor Verklebungen eine sterile Aluminium- oder Plastikfolie unter die Klebestelle gelegt werden.

Durchmischung/Reißfestigkeit

Die höchste Reißfestigkeit wird erzielt, wenn die beiden Komponenten zu gleichen Volumenanteilen gut durchmischt aufgetragen werden [26]. Um eine möglichst gute Haftfestigkeit zu erreichen, sollte vor der Applikation überschüssige Flüssigkeit von den Wund- und Gewebeoberflächen entfernt werden.

Ein weiterer wesentlicher Parameter für die Reißfestigkeit ist die Konzentration von Fibrinogen in der einen Komponente des Fibrinklebesystems [10, 25]. Eine Verdünnung führt zur Abnahme der Reißfestigkeit. Für eine hohe innere Reißfestigkeit des Fibrinclots ist jedoch die Ausbildung einer physiologischen Fibrinstruktur, wie sie bei Tissucol gebildet wird, notwendig [16].

Verfestigungsgeschwindigkeit/Adaptionsdauer

Durch die Wahl der Thrombinkonzentration ist es möglich, die Verfestigungsgeschwindigkeit des Fibrinklebers zu beeinflussen.

Zur schnellen Verfestigung wird hochkonzentriertes Thrombin (500 IE/ml) verwendet. Schon nach wenigen Sekunden werden erste Fibrinfäden sichtbar, nach etwa drei Minuten sind etwa 70% der endgültigen Reißfestigkeit erreicht.

Die schnelle Verfestigung wird gewählt, wenn an der Klebestelle keine weiteren Manipulationen notwendig sind oder eine schnelle Blutstillung erreicht werden soll.

Bei der langsamen Klebung wird niedrig konzentriertes Thrombin (4 IE/ml) verwendet. Die Verfestigung setzt nach ca. 30–60 Sekunden ein und nach ca. fünf Minuten werden 70% der endgültigen Reißfestigkeit erreicht.

Die langsame Klebung kommt zum Einsatz, wenn weitere Manipulationen, wie z.B. die Adaption eines Hauttransplantates oder eines Knorpel-Knochen-Fragmentes, notwendig sind. Die Klebestelle muß daher bei Verwendung hochkonzentriertem Thrombins mindestens drei Minuten, bei niedrig konzentriertem Thrombin mindestens fünf Minuten belastungs- und spannungsfrei gehalten werden.

Applikationstechniken und Geräte

Schichtweise Applikation

Bei der schichtweisen Applikation (Abb. 2) werden die beiden Komponenten nacheinander auf die Klebestelle aufgetragen. Bei Verwendung hoher Thrombinkonzentrationen können jedoch infolge der raschen Gerinnung Grenzschichten

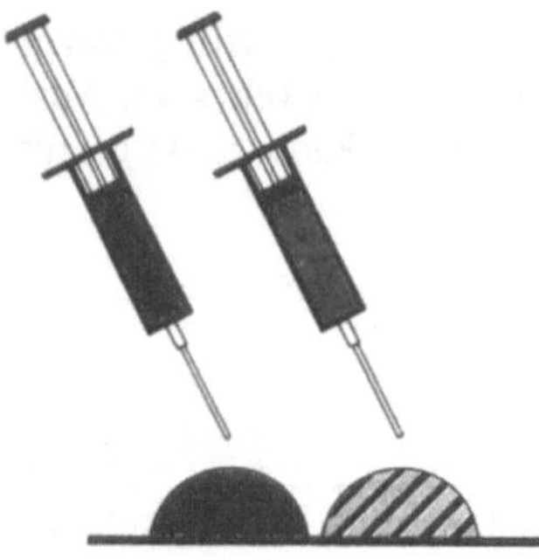

Abb. 2. Schichtweise Applikation

entstehen, die eine gute Durchmischung der Komponenten behindern. Der entstehende Fibrinclot ist dann inhomogen und von geringerer Festigkeit als bei vollkommener Durchmischung der beiden Komponenten [26]. Wenn möglich, sollten daher immer Applikationssysteme, die eine gute Durchmischung der Komponenten gewährleisten, Verwendung finden.

Klinische Anwendung findet die schichtweise bzw. sequenzielle Applikation der Klebekomponenten z.B. bei der Fibrinpleurodese bei malignem Pleuraerguß [8] oder bei Störungen der primären Wundheilung [39].

Doppelspritze mit Anschlußstück und Mischkanüle

Das Doppelspritzensystem Duploject, Fa. IMMUNO, Heidelberg, mit Ansatzstück und Kanüle (Abb. 3) ermöglicht das gleichzeitige Auftragen der Komponenten zu gleichen Anteilen. Die Durchmischung erfolgt automatisch in einer stumpfen Kanüle. Wird jedoch der Klebevorgang unterbrochen, gerinnen die Komponenten in der Kanüle. Die Kanüle muß entfernt und durch eine neue ersetzt werden. Um das mehrfache Wechseln der Kanüle zu vermeiden wird bisweilen nur das Anschlußstück zum Auftragen verwendet.

Seelich und Redl [26] haben die Wirksamkeit unterschiedlicher Klebetechniken – schichtweise Applikation versus Applikation mit Duploject – untersucht. Durch Versetzen einer der Komponenten mit einem Farbstoff wird die optimale

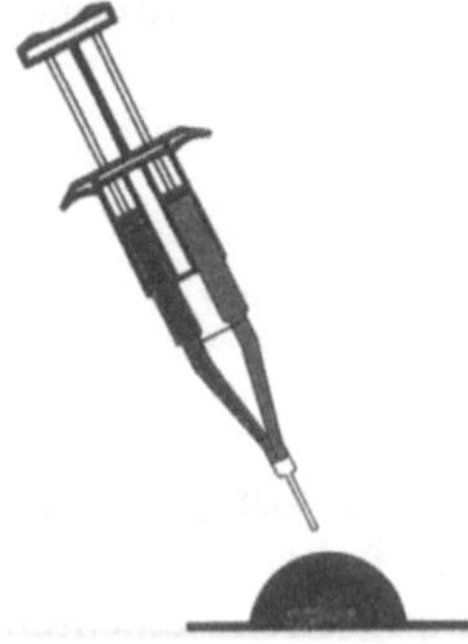

Abb. 3. Duploject mit Applikationsnadel

Vermischung beim Einsatz des Duplojects durch die gleichmäßige Farbstoffverteilung veranschaulicht. Messungen der Reißfestigkeit von Rattenhautklebungen haben gezeigt, daß infolge der guten Durchmischung bei Verwendung des Duplojects deutlich höhere Werte als beim getrennten Auftragen der beiden Komponenten erreicht werden.

Das Duploject mit Ansatzstück und Kanüle wird klinisch von allen Applikationsarten am häufigsten eingesetzt.

Doppelspritze mit Sprühkopf

Bei Verwendung des Duplojects mit aufgesetztem Sprühkopf (Abb. 4) wird dieser durch einen Schlauch mit eingebautem Sterilfilter mit dem Tissomat verbunden. Dieses Gerät, das an eine in Operationsräumen übliche Druckluftquelle angeschlossen werden kann, ermöglicht die Einstellung des gewünschten Drucks (2 – 3 bar) und hat einen Fußschalter zum Ein- und Ausschalten des Gasstroms.

Durch den austretenden Gasstrom kann zunächst unerwünschte Flüssigkeit, z. B. Blut, von der Wundfläche weggeblasen werden. Erst wenn der Kolben am Duploject gedrückt wird, werden die beiden Komponenten auf die Wundfläche aufgesprüht und bilden dort eine dünne gleichmäßige Fibrinschicht. Nicht zu klebende Areale sollen vorher abgedeckt werden. Mit dieser Methode können innerhalb kürzester Zeit große Flächen versorgt und dabei gleichzeitig Material eingespart werden.

Zu beachten ist dabei prinzipiell, daß jede Druckgasanwendung das potentielle Risiko eines Gasemphysems, einer Gewebs- bzw. Organruptur oder einer Luftembolie in sich birgt, die lebensbedrohlich sein können. Das Duploject-System mit Sprühkopf darf deshalb in umschlossenen Körperbereichen oder einem geringeren Abstand als 10 cm vom Gewebe nicht eingesetzt werden.

Klinisch wird die Anwendung des Sprühverfahrens z. B. bei Hauttransplantationen [5], zur Blutstillung an parenchymatösen Organen, zur Prophylaxe von Lymphfisteln [36] oder zur Wundversiegelung in der Rhinophymchirurgie verwendet [31].

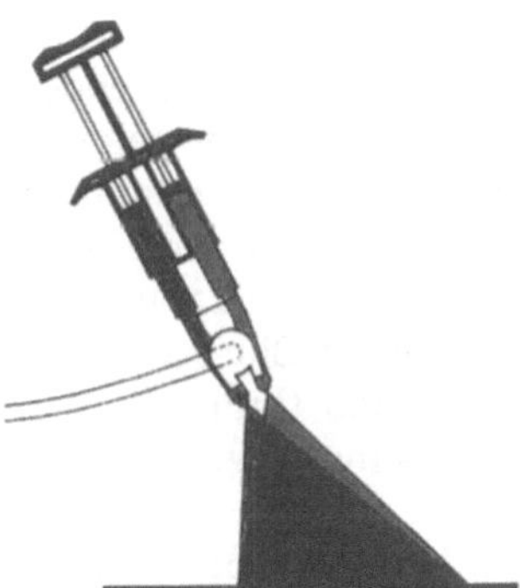

Abb. 4. Duploject mit Sprühkopf

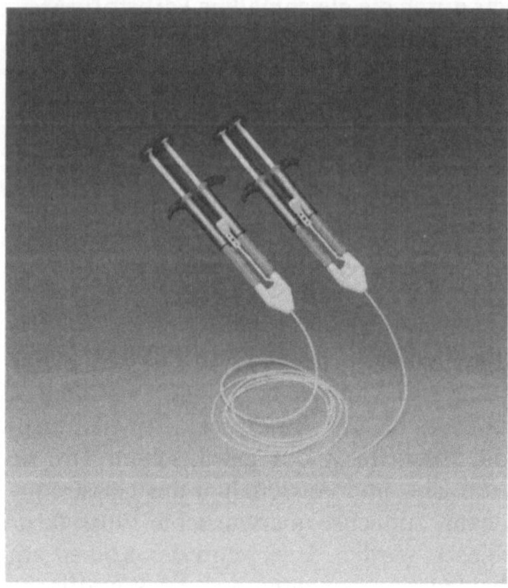

Abb. 5

Doppelspritze mit Applikationskatheter (25 cm und 180 cm)

Applikationskatheter (Duplocath, Fa. IMMUNO, Heidelberg, siehe Abb. 5) wurden entwickelt, um die Anwendung des Fibrinklebers in schwer zugänglichen Bereichen des Operationsfeldes zu ermöglichen. Dies gilt für alle Bereiche der endoskopischen Anwendung (siehe dazu auch Beitrag Eckel in diesem Band) sowie zunehmend für die minimal-invasive Chirurgie.

Über ein Anschlußstück werden die Kleberproteinlösung Tissucol und die Thrombinlösung in zwei getrennten Kanälen des Katheters befördert. Am Ende des Katheters treten die beiden Kleberkomponenten aus.

Katheter zur Anwendung mit Druckgas dürfen zur Zeit nicht angewendet werden, da potentielle Risiken der Druckgasanwendung, insbesondere in umschlossenen Körperbereichen, nicht mit Sicherheit ausgeschlossen werden können [34].

Klinisch wird die endoskopische Fibrinklebung mit Applikationskathetern zur Therapie bronchopulmonaler und gastrointestinaler Fisteln [3, 7, 37] und Beschichtung von Oesophagusulzera [24] verwendet. Auch in der minimal-invasiven Chirurgie wird der Fibrinkleber über diese zweilumigen Katheter angewandt.

Neue Applikationskatheter (doppellumige Sklerosierungsnadeln) zur endoskopischen Blutstillung werden derzeit unter Studienbedingungen getestet, um das Risiko thromboembolischer Komplikationen bei der Injektion des Fibrinklebers ins Gewebe zu bewerten. Dabei enden die Lumina zur Fibrinkleberapplikation in spitzen Kanülen, mit deren Hilfe z. B. blutende Ulzera unterspritzt werden. Der Vorteil der Fibrinkleberanwendung ist, wie erste Ergebnisse zeigen [20, 21], daß neben der primären Hämostase wie bei der Unterspritzung mit anderen Substanzen (Kochsalzlösung, Adrenalin usw.) in vielen Fällen eine dauerhafte Blutstillung erreicht wird, und somit belastende Operationen vermieden werden können.

Kombination des Fibrinklebers mit Trägermaterialien

Bei einigen Indikationen ist die kombinierte Anwendung mit Trägermaterialien, wie Kollagenvlies, Fascie, lypophilisierter Dura oder Dacron-Materialien, sinnvoll.

Besonders zur Blutstillung bei Sickerblutungen empfiehlt sich das flächenhafte Auftragen der Kleberkomponenten mittels Kollagenvlies [18, 23, 33]. Es ermöglicht während der Verfestigung eine Tamponade und verhindert ein Wegschwemmen der Komponenten. Beide Komponenten werden auf das Kollagenvlies aufgetragen und dieses sofort auf die möglichst trockene Wundfläche appliziert. Um das Ankleben von Instrumenten oder Handschuhen zu vermeiden, sollten diese vorher angefeuchtet werden.

Das Trägermaterial sollte bis zur weitgehenden Verfestigung des Fibrinklebers mindestens 3−5 Minuten angedrückt werden. Unter den Wundauflagen nimmt das Kollagenvlies im Gegensatz zu oxydierter Zellulose und Gelatine eine herausragende Stellung bezüglich hämostyptischer Wirksamkeit und klinischer Verträglichkeit ein [27].

Wichtige Kriterien für die Handhabung und Eignung von Kollagenvlies als Trägermaterial von Fibrinkleber sind außerdem die Formbeständigkeit im trockenen und besonders im feuchten Zustand, sowie die Elastizität. Kollagenvliese sollten deshalb sowohl im trockenen als auch im feuchten Zustand − wie z. B. nach Beschichtung mit Fibrinkleber − formstabil, reißfest, hoch flexibel und elastisch sein.

Kombination des Fibrinklebers mit anderen Substanzen

Der Fibrinkleber wird als physiologische Matrix in Verbindung mit Spongiosa [1, 32], mit Hydroxylapatit [35, 40, 42] und mit Antibiotika [1, 4, 38, 41] verwendet. Der besondere Vorteil beim Fibrinantibiotikumverbund liegt in der verzögerten Freisetzung des Antibiotikums.

Um die genaue Lage des applizierten Fibrinklebers und den Verlauf der Resorption beobachten zu können, kann er mit Kontrastmitteln, wie z. B. Barium [11] oder Metrizaminde [17], vermengt werden. Spiegel [30] markierte das Fibrinogen mit 99 Tc. Verschiedene Autoren [15, 24] färben den Fibrinkleber mit Disulphinblau an.

Bei der Kombination des Fibrinklebers mit anderen Substanzen muß allerdings beachtet werden, daß sich Klebereigenschaften, wie z. B. Verfestigungsgeschwindigkeit, Alpha-Ketten-Vernetzung oder Elastizität verändern können. Sehr wichtig ist in diesem Zusammenhang die Abwesenheit von desinfizierenden Substanzen, wie z. B. Jod oder H_2O_2.

Zusammenfassung

Spezielle, den jeweiligen Bedürfnissen angepaßte Applikationstechniken, wie z. B. das Sprühverfahren oder die Anwendung mit den Applikationskathetern, haben für den Fibrinkleber weitere Anwendungsgebiete erschlossen. Die Kombination mit anderen Materialien, wie z. B. Kollagenvlies, Spongiosa, Antibiotika und Kontrastmittel, ist möglich. Dabei müssen eventuelle Veränderungen der Klebeeigenschaften beachtet werden.

Bei der Applikation des Zweikomponenten-Fibrinklebers Tissucol sind besonders die Verfestigungsgeschwindigkeit, Durchmischung und Schichtdicke zu berücksichtigen. Ein möglichst trockener Wundgrund vor der Klebung und die belastungsfreie Adaption über 3–5 Minuten nach der Applikation sind weitere Voraussetzungen für eine erfolgreiche Klebung und ungestörte Wundheilung.

Literatur

1. Braun A (1986) Herstellung und Anwendung des Fibrin-Antibiotikum-Verbundes. In: Reifferscheid M (Hrsg) Neue Techniken in der operativen Medizin. Springer, Berlin Heidelberg, pp 98–106
2. Edinger D, Mühling J, Schröder F, Will CH, Heine WD (1982) Experimentelle Klebung von Vollhauttransplantaten. In: Fibrinklebung in der Orthopädie und Traumatologie. 4. Heidelberger Orthopädie-Symposium. Thieme, Stuttgart New York, pp 210–217
3. Flicker M, Redl H, Zwick H (1986) Verschluß einer erworbenen ösophagobronchialen Fistel mit Fibrinkleber. Prax Klin Pneumol 40:419–421
4. Goudarzi YM (1983) Klinische Erfahrungen mit einer Fibrin-Nebacetin-Spongiosaplombe zur Behandlung der chronischen Knocheninfektionen und als lokale Infektionsprophylaxe bei nicht infiziertem Knochenherd. Akt Traumatol 13:205–209
5. Grabosch A, Günnewig M (1991) Die Pflege des Brandverletzten. Springer, Berlin Heidelberg New York London Paris Tokyo Barcelona, pp 67–69
6. Heine WD, Edinger D, Braun A (1982) Wundheilung nach Fibrinklebung – Histopathologische Untersuchungen. In: Fibrinkleber in Orthopädie und Traumatologie. 4. Heidelberger Orthopädie-Symposium. Thieme, Stuttgart New York, pp 27–34
7. Jung M, Schlicker H, Manegold BC (1987) Therapeutische Endoskopie mit Fibrinkleber. Med Welt 38:141–146
8. Kreuser ED, Seifried E, Harsch U, Brass B, Schreml W, Heimpel H (1985) Fibrinpleurodese bei malignen Pleuraergüssen. Dtsch med Wschr 110:1365–1368
9. Kuderna H (1982) Fibrinklebung von Nervenanastomosen. Fibrinkleber in Orthopädie und Traumatologie. 4. Heidelberger Orthopädie-Symposium. Thieme, Stuttgart New York, pp 254–258
10. Lindner F, Elliott M, Holzer F (1980) Die Optimierung des Fibrinogen-Thrombin-Klebesystems. Wien klin Wschr 109 [Suppl 92]:1–9
11. McCarthy PM, Frazee RC, Hughes RW, Beart RW (1987) Barium-Impregnated Fibrin Glue: Application to a Bleeding Duodenal Sinus. Mayo Clin Proc 62:317–319
12. Paar O (1986) Vergleichende Untersuchungen zur Naht- und Fibrinkleberversorgung von Achillessehnen-Rupturen. In: Reifferscheid M (Hrsg) Neue Techniken in der operativen Medizin. Springer, Berlin Heidelberg New York Tokyo, pp 95–97
13. Pesch HJ, Scheele J (1984) Lokaler Fibrinkleberabbau im Tierexperiment – Histomorphologische Untersuchungen. In: Scheele J (Hrsg) Fibrinklebung. Springer, Berlin Heidelberg, pp 38–44
14. Pflüger H (1986) Lysis and Absorption of Fibrin Sealant (Tissucol/Tisseel). In: Schlag G, Redl H (Hrsg) Fibrin Sealant in Operative Medicine: Otorhinolaryngology, Vol 1. Springer, Berlin Heidelberg, pp 39–50

15. Redl H, Schlag G (1986) Fibrin Sealant and its Modes of Application. In: Schlag G, Redl H (Hrsg) Fibrin Sealant in Operative Medicine: Otorhinolaryngology, Vol 1. Springer, Berlin Heidelberg, pp 13−26

16. Redl H, Schlag G (1986) Properties of Different Tissue Sealants with Special Emphasis on Fibrinogen-Based Preparations. In: Schlag G, Redl H (Hrsg) Fibrin Sealant in Operative Medicine. Otorhinolaryngology, Vol 1. Springer, Berlin Heidelberg, pp 27−38

17. Richling B (1982) Homologous controlled-viscosity fibrin for endovascular embolization. Part 1: Experimental development of the medium. Acta Neurochir 62:159−170

18. Roth H, Daum R (1991) Fibrinklebung an der Milz. Med Welt 42:557−559

19. Rupp G (1982c) Die fibringeklebte Achillessehnenruptur. In: Fibrinkleber in Orthopädie und Traumatologie. 4. Heidelberger Orthopädie-Symposium. Thieme, Stuttgart New York, pp 140−141

20. Salm R, Sontheimer J, Leaff H (1988) Gewebereaktion und Blutstillungseigenschaften von Fibrinkleber versus Polidocanol. In: Manegold BD, Jung M (Hrsg) Fibrinklebung in der Endoskopie. Springer, Berlin Heidelberg New York Paris Tokyo, pp 103−109

21. Salm R, Sontheimer J, Laaf H, Cegla M (1989) Tissue Reaction and Hemostatic. Characteristics − Fibrin Sealant Versus Polidocanol: Experimental and Clinical Results. In: Waclawiczek HW (Hrsg) Progress in Fibrin Sealing. Springer, Berlin Heidelberg New York London Paris Tokyo, pp 122−129

22. Scheele J, Pesch HJ (1982) Morphologische Aspekte des Fibrinkleberabbaues im Tierexperiment. In: Fibrinkleber in Orthopädie und Traumatologie. 4. Heidelberger Orthopädie-Symposium. Thieme, Stuttgart New York, pp 35−43

23. Scheele J, Gall FP (1990) Blutstillungstechniken an Milz und Leber. Stellenwert im therapeutischen Gesamtkonzept. In: Jahrbuch der Chirurgie (Hrsg. H. Bünte, Th. Junginger), pp 219−242, Biermann Verlag, Zülpich, FRG

24. Schmitt W, Lux G (1986) Fibrinklebung von Ulcera nach endoskopischer Ösophagusvarizensklerosierung. Z Gastroenterol 24:595

25. Seelich T, Redl H (1980) Theoretische Grundlagen des Fibrinklebers. In: Schimpf K (Hrsg) Fibrinogen, Fibrin und Fibrinkleber. Schattauer, Stuttgart New York, pp 199−208

26. Seelich T, Redl H (1984) Applikationstechniken. In: Scheele J (Hrsg) Fibrinklebung. Springer, Berlin Heidelberg Tokyo, pp 11−16

27. Silverstein ME, Keown K, Own JA, Chvapil M (1980) Kollagen Fibers as a Fleece Hemostatic Agent. J Trauma 20:688−694

28. Spängler HP (1976) Gewebeklebung und lokale Blutstillung mit Fibrinogen, Thrombin und Blutgerinnungsfaktor XIII. (Experimentelle Untersuchungen und klinische Erfahrungen) Wien klin Wschr 88 (Suppl 49):1−18

29. Spehr CH (1985) Anwendung von Fibrinkleber bei plastisch rekonstruktiven Eingriffen am kindlichen Genitale. In: Melchior H (Hrsg) Fibrinklebung in der Urologie. Springer, Berlin Heidelberg, pp 65−70

30. Spiegel M, Benesch J, Siebenmann R (1986) Thoracoscopic Fibrin Pleurodesis in the Treatment of Spontaneous Pneumothorax. In: Schlag G, Redl H (Hrsg) Fibrin Sealant in Operative Medicine: Thoracic Surgery − Cardiovascular Surgery, Vol 5. Springer, Heidelberg, pp 95−101

31. Staindl O (1986) The Use of Fibrin Sealant in Patients with Rhinophyma. In: Schlag G, Redl H (Hrsg) Fibrin Sealant in Operative Medicine: Plastic Surgery Maxillofacial and Dental Surgery, Vol 4. Springer, Berlin Heidelberg, pp 63−70

32. Stübinger B, Fritsche HM, Meyer-Busche G, Rupp N, Proschka GW, Blümel G (1982) Klinische Erfahrungen mit der "Spongiosa-Fibrinkleber-Plombe". In: Fibrinkleber in Orthopädie und Traumatologie. 4. Heidelberger Orthopädie-Symposium. Thieme, Stuttgart New York, pp 86−87

33. Uranüs S (1991) Die Milz und ihre aktuelle Chirurgie. W. Zuckerschwerdt Verlag, München Bern Wien San Francisco, pp 42−43

34. Villforth JC (1990) FDA Safety Alert. JAMA, 264, 2

35. Voy ED, Seremet Z (1986) Clinical trial with a mixture of tricalciumphosphate and fibrinous paste as a bone substitute in paradontal defects (Tissucol-Immuno). Materiaux d'origine biologique et biomateriaux, Biomat, pp 95−99

36. Waclawiczek HW, Pimpl W (1986) Lymph Fistulae Following Lymph Node Dissections: Avoidance and Treatment by Use of Fibrin Sealing. In: Schlag G, Redl H (Hrsg) Fibrin Sealant in Operative Medicine: General Surgery and Abdominal Surgery, Vol 6. Springer, Berlin Heidelberg, pp 180−183
37. Waclawiczek HW, Chemelizek F, Koller I (1987) Endoscopic Sealing of Infected Bronchus Stump Fistulae with Fibrin Following Lung Resections. Experimental and Clinical Experience. Surg Endosc 1:pp 99−102
38. Wahler TH, Haverich A (1986) Die Fibrinklebung und der Fibrinkleberantibiotikumverbund in der Herz- und Gefäßchirurgie. In: Reifferscheid M (Hrsg) Neue Techniken in der operativen Medizin. Springer, Berlin Heidelberg, pp 79−82
39. Wieding JU, Merten HA, Köstering H (1987) Applikation von Fibrinogen und Fibrin bei Störungen der primären Wundheilung. Schattauer, Med Welt 38:581−587
40. Wullstein HL, Wullstein SR, Köster K, Heide J (1981) Human Biologic Tissue Adhesive and Ceramics in Surgical Reconstruction. In: Plastic and Reconstructive Surgery of the Head and Neck. The International Symposium, Vol 2. Rehabilitative Surgery 2. Grune and Stratton, New York, pp 354−356
41. Zilch H, Lambiris E (1986) The Substained Release of Cefotaxim from a Fibrin-Cefotaxim Compound in Treatment of Osteitis. Arch Orthop Trauma Surg 106:36−41
42. Zöllner C, Beck C, Heimke G (1983) Resorbierbare, poröse Trikalziumphosphat-Keramik in der Mittelohrchirurgie. Erste klinische Ergebnisse. Laryng Rhinol Otol 62:270−275

II. Otologie

Fibrinklebung bei tympanoplastischen Eingriffen

H. BERNDT

Erst seit 5 Jahren wird Fibrinkleber bei tympanoplastischen Eingriffen in unserer Einrichtung genutzt. Wegen der begrenzten finanziellen Mittel war die Verwendung nur in Ausnahmefällen möglich. Bei 3850 in dieser Zeit durchgeführten hörverbessernden Eingriffen wurde bei 85 Patienten, also in 2,2% eine Klebung durchgeführt. Fibrinkleber wurde deshalb nur bei den Patienten verwendet, bei denen dadurch nachweisbare Vorteile im Operationsergebnis und Krankheitsverlauf zu erwarten waren. Die Analyse dieser Fälle soll zeigen, ob sich unsere Erwartungen erfüllt haben (siehe Tabelle 1).

1. Laterobasale Schädelfraktur mit Liquorrhoe und Kettenunterbrechung (davon 2× ein offenes Innenohr mit Liquorrhoe).
   Bei 15 Patienten konnte durch Einsatz des Gewebeklebers in 14 Fällen ein sofortiges Sistieren der Liquorrhoe erzielt werden, 1× mußte nachoperiert werden.
   In 20 ähnlichen Fällen wurde ohne Kleber 15× sofort die Liquorrhoe beseitigt.
   In 5 Fällen sistierte der Liquorfluß nach 3 Tagen bis 1 Woche.
   Die funktionellen Ergebnisse des Hörvermögens waren bei beiden Gruppen gleich.
2. Stapesfixation mit Innenohrmißbildung (extrem weiter innerer Gehörgang, dadurch voller Liquordruck bei Eröffnung des ovalen Fensters), Operation durch mehrschichtige Überklebung des Bindegewebsläppchens einer Schuknecht-prothese. Bei 2 Fällen konnte durch Klebung in mehreren Schichten einmal so-

Tabelle 1. Gegenüberstellung der Ergebnisse tympanoplastischer Eingriffe mit und ohne Klebung

	Ohne Fibrinklebung	Mit Fibrinklebung
Laterobasale Schädelfrakturen		
Sofortiges Sistieren der Liquorrhoe	75% (15 von 20)	93% (14 von 15)
Rekonstruktion der hinteren Gehörgangswand/Brücke		
Voll erhaltene hintere Gehörgangswand/Brücke nach 1 Jahr	80% (12 von 15)	100% (9 von 9)
Ersatz der Gehörknöchelchenkette und des Trommelfells mit TORP		
Guter Sitz des TORP nach 1 Jahr	91% (41 von 45)	85% (17 von 20)
Ersatz der Gehörknöchelchen und der Fußplattenfixation		
Notwendige Operation	2×15 200%	1×12 100%

B. Freigang/H. Weerda (Hrsg.)
Fibrinklebung in der Otorhinolaryngologie
© Springer-Verlag Berlin Heidelberg 1992

fort und einmal nach 3 Tagen das Sistieren erreicht werden. Die Schalleitungskomponente verringerte sich um 10 dB.

Bei einem ähnlichen Fall ohne Klebung sistierte der Liquorfluß erst nach 10 Tagen. Durch die notwendige extrem dicke Abdeckung mit Bindegewebe wurde die Schalleitungskomponente um 10 dB größer.

3. Bei der Notwendigkeit eines totalen Gehörknöchelchenaufbaues und einer fixierten Fußplatte wurden: In 12 Fällen einseitig nach Einkleben von Faszie im ovalen Fenster und Aufbau einer Kolumella durch einen homologen Amboß (5×) oder ein KeramikTORP (7×) eine Tympanoplastik durchgeführt.

   Bei 15 vorher operierten ähnlichen Fällen wurde zweizeitig operiert:
   1. Rekonstruktion des ovalen Fensters,
   2. Kolumellisation.

   Funktionell war das Hörvermögen der zweizeitig operierten Patienten um 10 dB + 5 dB besser.

4. Rekonstruktion der Gehörknöchelchenkette und des Trommelfells mit KeramikTORP: 45mal wurde mit Klebung operiert. Nach einem Jahr fand sich bei 4 Patienten (9%) die Prothese nicht mehr in optimaler Position.

   Bei 20 Patienten mit einer ähnlichen Erkrankung ohne Einsatz des Fibrinklebers war die Prothese bei 3 (15%) nach 1 Jahr abgerutscht.

   Insgesamt erzielten wir gleiche funktionelle Ergebnisse, also gleiche Hörgewinne nach 1 bis 5 Jahren.

5. Aufbau der hinteren Gehörgangswand, bzw. der Brücke mit autologem Knorpel/Knochen, bzw. homologem Knochen.

   In 9 Fällen waren die implantierten Anteile nach 1 Jahr noch voll erhalten und gut durchblutet.

   Bei 15 vergleichenden Operationen ohne Klebung waren die implantierten Anteile nur bei 12 Patienten erhalten.

Durch die Verwendung des Klebers wurde bei tympanoplastischen Eingriffen erreicht, daß

1. Duradefekte und Perilymphfisteln sicherer verklebt werden konnten. Der stationäre Aufenthalt konnte dadurch abgekürzt werden.

2. Knochen- und Knorpelstrukturen im Radikalhöhlenbereich konnten sicherer aufgebaut und erhalten werden.

3. Bei Fixierung der Fußplatte und vollständigem Kettenersatz war eine einzeitige Operation möglich.

4. Das postoperative Hörvermögen war bei unseren ausgesuchten schwierigen Fällen durch Klebung nicht eindeutig besser als nach Tympanoplastiken ohne Einsatz von Fibrinkleber.

5. Die Verwendung von Kleber vereinfacht und beschleunigt die Positionierung der Transplantate. Besonders bei unerfahrenen Operateuren wächst jedoch dadurch die Gefahr, daß die Prothese in nicht optimalen Positionen durch Klebung fixiert wird und durch Verrutschen der Prothesen die Spätergebnisse schlechter werden.

Vorteile neuerer Verfahren bei den verschiedenen Tympanoplastiktypen

G. STANGE und R. FRANK

Die Möglichkeiten tympanoplastischer Verfahren haben sich durch die Einführung und Verwendung des Fibrinklebers wesentlich erweitert und manifestiert.

Die Erweiterung erfolgte dadurch, daß zusätzliche mikrochirurgische Maßnahmen möglich wurden. Durch die Fixation von kleinen plastischen „Ersatzteilen" konnten neue Wege beschritten werden. Aber auch die schon länger vorhandenen, oft sehr schwierigen mikrochirurgischen Details während einer Operation können durch die Anwendung des Fibrinklebers wesentlich sicherer und exakter durchgeführt werden.

Eine übersichtliche Darstellung der möglichen und sinnvollen Anwendungen des Fibrinklebers in der Mikrochirurgie des Ohres gibt die Tabelle 1. Als neu möchte ich hier bezeichnen: das Fixieren des Stapesersatzes, das Kleben des transmeatalen Schnittes, das Fixieren eines Trommelfelltransplantates beim Subtotaldefekt des Trommelfelles, das Einkleben von kleinen Freihauttransplantaten in den Gehörgang bei allen Erweiterungsmodifikationen eines knöchernen Gehörganges und das Fixieren eines Transplantates bei Defekten der runden und ovalen Fenster im Mittelohr. Alle anderen in der Tabelle 1 angeführten Möglichkeiten stellen eine hervorragende Verbesserung gebräuchlicher Verfahren dar, die durch

Tabelle 1. Fibrinkleber in der Mikrochirurgie des Ohres

1. Stapesplastiken
1.1. Venen-/Bindegewebstransplantat des ovalen Fensters
1.2. Fixieren des Stapesersatzes
1.3. Kleben des transmeatalen Schnittes

2. Tympanoplastiken
2.1. Subtotaldefekte des Trommelfelles
2.2. Rekonstruktionen der lateralen Attikwand
2.3. Rekonstruktionen der hinteren Gehörgangswand

3. Rekonstruktionen der Gehörknöchelchenkette
3.1. Amboßinterposition
3.2. Stapeserhöhung
3.3. Columellisation

4. Gehörgangsplastiken
4.1. Hauttransplantate

5. Fluktuierendes Gehör
5.1. Venen-/Bindegewebstransplantat des runden Fensters
5.2. Venen-/Bindegewebstransplantat des ovalen Fensters

B. Freigang/H. Weerda (Hrsg.)
Fibrinklebung in der Otorhinolaryngologie
© Springer-Verlag Berlin Heidelberg 1992

die Anwendung des Fibrinklebers einen wesentlich günstigeren Heilverlauf, eine wesentlich geringere Rezidivrate und eine deutliche, hörverbessernde Möglichkeit darstellen.

Stapesplastiken

Das Fixieren eines Venen- und Bindegewebstransplantates nach Eröffnung des ovalen Fensters bringt hinsichtlich des Hörgewinnes und des Erhaltens sowie der Verbesserung des Hörvermögens einen deutlichen Vorteil.

So zeigt die Abb. 1 eine deutliche postoperative Verbesserung des Knochenleitungshörens und das Schalleitungshörgewinnes nach Stapedektomie (Stange und Frank 1991, Stange 1991). Bei diesen dargestellten Ergebnissen wurde im Gegensatz zur Stapedotomie, bei der der Skleroseherd erhalten bleibt und nicht entfernt wird, das gesamte ovale Fenster eröffnet und der Skleroseherd entfernt. Bereit lag aber ein Venentransplantat, das sofort nach Eröffnung des ovalen Fensters unter Herausnahme des Skleroseherdes dieses Fenster abdeckte. Eine Fixation dieses Transplantates mit Fibrinkleber verschloß das Innenohr innerhalb von ca. 15 Sekunden dicht. Nur so ist die in Abb. 1a dargestellte Verbesserung der Knochenleitung bei der Gruppe B erklärbar. Aber auch die Fixierung des Steigbügelersatzes am Amboßsteigbügelgelenk und die Fixierung des transmeatalen Schnittes mit Straffung des Trommelfelles mittels Fibrinkleber sind mitbeteiligt an dem sehr guten Schalleitungshörgewinn der Gruppe B. In den Abb. 1a und 1b zeigt die Längsschraffur jeweils den postoperativen Hörgewinn an. Bei der Gruppe A handelt es sich um 150 Patienten, bei der Gruppe B um 250 Patienten. Eine ausführlichere Darstellung findet sich bei Stange und Frank 1991, bei Stange 1991. Dort finden sich auch entsprechende ohrmikroskopische Farbbilder.

Tympan oplastiken

Die *Subtotaldefekte des Trommelfelles* sind tympanoplastisch wegen des großen Defektes immer schwierig zu verschließen. Kleine Re-Perforationen finden sich häufig. Die Steppplastik hat hier eine geringfügige Verbesserung erbracht. Erst die Fixierung der Bindegewebstransplantate im Bereich der knöchernen Rinne und der knöchernen Gehörgangsanteile mit Fibrinkleber bringen Defektheilung und minimieren kleine Re-Perforationen auf ein Minimum zurück. Treten diese jedoch meist in der 2. bis 3. Woche der postoperativen Phase auf, so sind hier Unterfütterungen dieser kleinen Perforationen mit Periost, Bindegewebe oder Vene sinnvoll und heilen mittels Fibrinklebung dann immer komplikationslos ein. Bei den *Rekonstruktionen der lateralen Attikwand* und der *hinteren Gehörgangswand* mit Knorpel, der am sinnvollsten aus dem Tragus entnommen wird, wird durch die Anwendung des Fibrinklebers eine sichere Fixation erreicht. Die früheren postoperativen Verschiebungen und Abgleitungen der rekonstruierten lateralen Attikwände und der hinteren Gehörgangswände gehören durch die Fixation mit Fibrinkleber der Vergangenheit an. Dadurch lassen sich tympanoplastische Aufbauarbeiten der Gehörknöchelchenkette und des Trommelfells wesentlich leichter und bezüglich der Hörverbesserung günstiger durchführen.

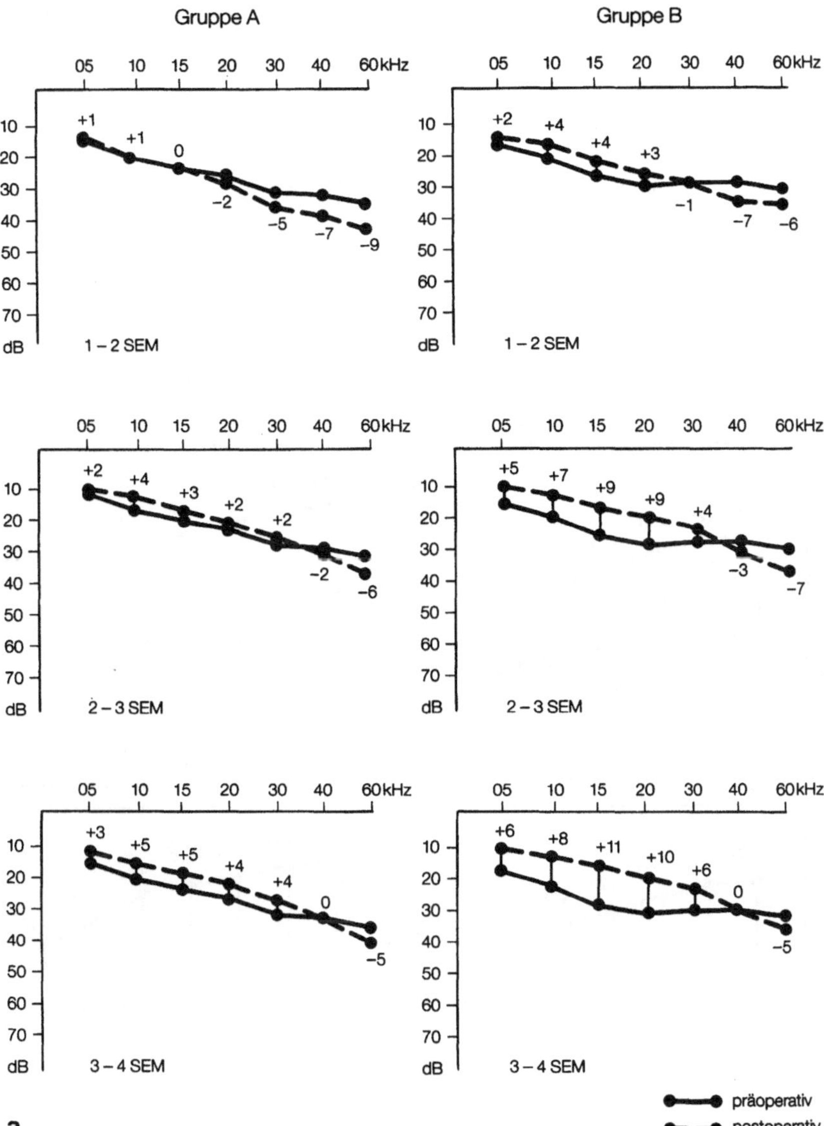

Abb. 1a. Postoperative Verbesserung der Knochenleitung bei Patienten mit Otosklerose nach Stapedektomie. Gruppe A: 150 Patienten, bei denen nach Entfernung der Fußplatte und des Skleroseherdes das eröffnete ovale Fenster mit Gelitta abgedeckt und ein einfacher Teflonstift als Stapesersatz *ohne Fibrinkleber* eingebracht wurde. Gruppe B: 250 Patienten, bei denen nach Entfernung der Fußplatte und des Skleroseherdes das eröffnete ovale Fenster mit Vene abgedeckt und *mit Fibrinkleber* eingeklebt und ein Shea-Teflonstift mit Körbchen als Stapesersatz *mit Fibrinkleber* am langen Amboßschenkel fixiert wurde. Bei der Gruppe B zeigt sich ein postoperativer Anstieg der Knochenleitung (Längsschraffur)

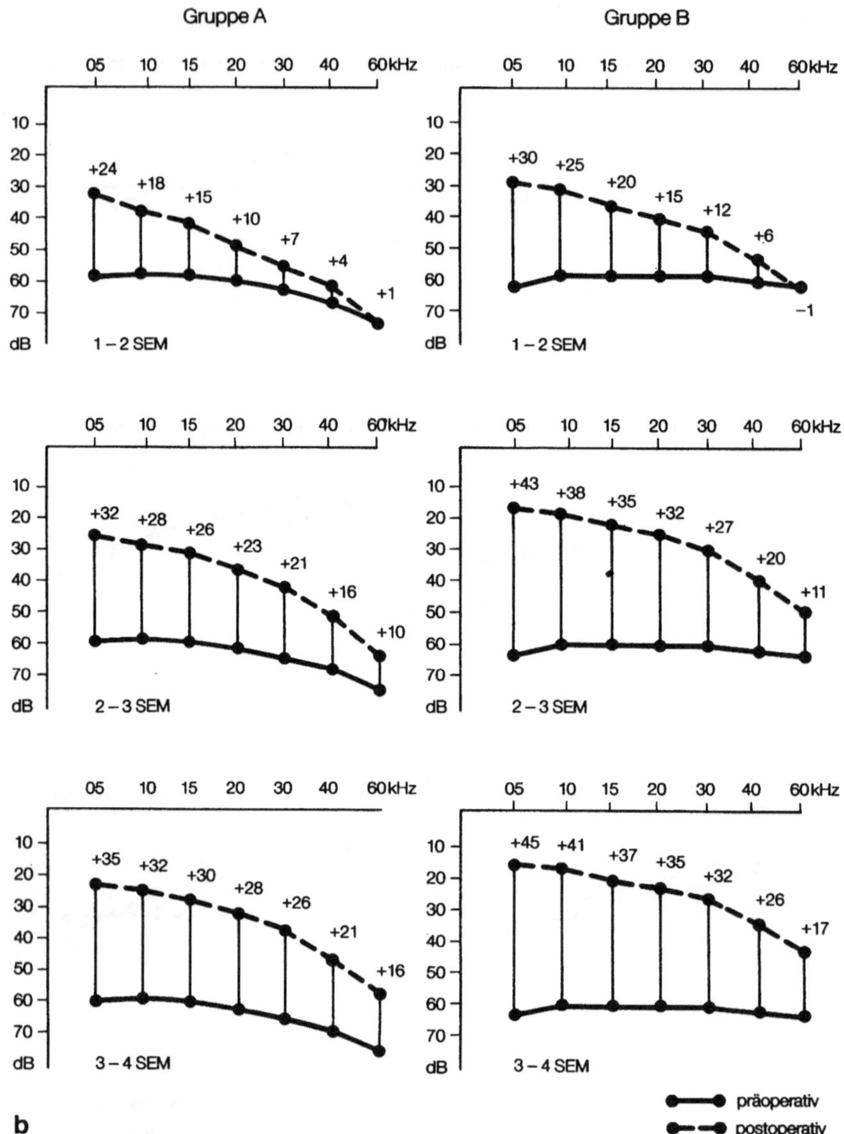

Abb. 1b. Die postoperativen Hörgewinne der Gruppe B bezüglich der Luftleitung sind wesentlich besser als die der Gruppe A (nach Stange und Frank 1990/91, Stange 1991)

Eine wesentlich größere Sicherheit bei der *Rekonstruktion der Gehörknöchelchenkette* kann durch die Fibrinklebung erreicht werden. Die Amboßinterposition zwischen Hammer und Steigbügel war schon immer eine sichere und erfolgreiche mikrochirurgische Maßnahme. Dennoch gab es gelegentlich Verschiebungen des interponierten Amboß während der postoperativen Versorgung und Nachsorgungsphase, so daß selten, aber doch bisweilen, nicht der optimale Hörgewinn erreicht wurde. Der Regelfall bei der Amboßinterposition ist ein normales Hörvermögen über alle Frequenzen hin. Gesichert werden kann dieser Hörerfolg durch eine punktuelle, kleine Fixation des interponierten Amboß an den Berührungspunkten des Hammerhalses und des Steigbügelköpfchens. Deutlicher ist der Hörgewinn bei der Stapeserhöhung. Die Gefahr des Abrutschens des den Stapes erhöhenden Knochen- oder Knorpelstückchens kann durch Fibrinkleber beseitigt werden. Auch biokeramisches Material kann hierbei sicher fixiert werden. Das operative Verfahren gewinnt hier deutlich an Solidität. Das Gleiche gilt für die Columellisation. Hervorragend sind hier die Resultate vor allem dann, wenn bei intaktem Trommelfell oder intakter Tympanoplastik eine Columellisation mit einem Homoiohammer- oder Biokeramik-Ersatz durchgeführt wird. Falls hierbei in Lokalanästhesie keine Sedativa verwandt werden, sondern nur, wie es bei uns der Fall ist, „Angstnehmer" (z. B. Nordazepam, Dikaliumclorazepat) verwandt werden, so ist bei Verschluß des gesunden Ohres während der Operation eine diffizile Interposition mit Fibrinkleber möglich. Denn hierbei kann dann je nach Position der Columella der Patient durch eine Sprachabstandsprüfung mit geflüsterten Zahlen und Worten befragt werden und ein Optimum des Hörgewinns erreicht werden. Aber auch bei Columellisationen in Narkose und bei frischen Trommelfelltransplantaten mit Homoiohammer-Columellisation sind die Ergebnisse bei Anwendung des Fibrinklebers durch sachgerechte Fixation der Columella und des Transplantates ein hervorragender Fortschritt bezüglich der Sicherheit der mikrochirurgischen Situation und des sich anschließenden postoperativen Hörerfolges (Stange 1980, Stange 1982, Stange 1991).

Ein völlig komplikationsloser Heilverlauf bei *Gehörgangsplastiken* ist eigentlich erst durch die Anwendung des Fibrinklebers möglich geworden. Die Erweiterung eines knöchernen Gehörganges nach Abtragen von Exostosen, angeborenen Verengungen und Atresien des Gehörganges waren immer problematisch und sehr schwierig. Angegeben und diskutiert wurden zahlreiche Operationsverfahren. Schon die Deklaration unterschiedlicher, vieler Operationsverfahren sind ein Zeichen dafür, daß es kein allgemein gültiges, sicheres Verfahren gibt. Ob es nun die Tamponade mit Salbenstreifen war, oder die Anwendung eines Fingerlings, der ausgestopft wurde, oder anderes mehr, alle Verfahren waren zweifelhaft und die Gefahr einer postoperativen Stenose mit Narben und Granulationsbildungen waren häufig. Die knöcherne Erweiterung des Gehörganges stellt heute kein Problem mehr dar. Kleine Freihauttransplantate werden in den knöchernen Gehörgang dicht an dicht und völlig spannungsfrei mit Fibrinkleber eingeklebt. Eine lockere Salbenstreifentamponade verhindert ein Verschieben. Nach nur einer Woche hat sich eine komplikationslose Heilung eingestellt, ohne daß auch nur die geringste Gefahr einer Stenose, Granulationsbildung und Sekundärheilung besteht. Heute wird diese Operation wegen der Vereinfachung durch Fibrinkleber ambulant durchgeführt. Das bedeutet eine enorme Kostenersparnis dieses operativen Eingriffes. Lediglich bei Kindern mit Gehörgangsstenose und -atresie können aus allgemeinmedizinischen Gründen 2 Tage stationären Aufenthaltes notwendig werden.

Der *plastische Verschluß der runden und ovalen Fenster* stellt eine weitere Indikation zur Anwendung des Fibrinklebers dar. Bei den Stapesplastiken ist schon auf den Verschluß des ovalen Fensters oben eingegangen worden. Die Defekte des runden Fensters, vor allem beim fluktuierenden Gehör mit Liquorabfluß, hatten bei den früheren Transplantaten ohne Anwendung des Fibrinklebers erhöht Rezidive. Elies 1991 wies auf die Problematik des Verschlusses der Defekte des runden Fensters mit seiner erheblichen Rezidivrate hin. Mit sorgfältiger Abtragung der das runde Fenster umgebenden Schleimhaut und mit der Abtragung von Membranresten des runden Fensters ist die Abdeckung des runden Fensters mit aus der Hand entnommener Vene, wobei auch anderes entsprechendes Transplantatmaterial möglich ist, und Fixierung mit Fibrinkleber ein sicheres Operationsverfahren geworden. Ist die Auflagefläche des Transplantates ausreichend groß und ist die Fixation auf dieser Fläche mit Fibrinkleber ausreichend fest, so ist mit einer Rezidivruptur der Fenstermembrane nicht zu rechnen, wenn die Lymphdruckverhältnisse im Innenohr stabilisiert werden können. Sehr sicher aber ist dieses Operationsverfahren, wenn es sich um eine Zerstörung der Membrane des runden Fensters durch Entzündungsvorgänge handelt. Mit den genannten Verfahren ist dann die Abdeckung des runden Fensters durch Transplantate und Fibrinkleber problemlos.

Grundsätzlich ist die Wirkung des Fibrinklebers nur dann einwandfrei, wenn die Anbringung des Klebers im blutleeren Operationsgebiet erfolgt. Hierbei bringt die synchrone *Anwendung von Aprotinin* während der Operation die besten Resultate (Frank und Scherer 1991).

Zusammenfassung

Die Anwendung des Fibrinklebers in der Mikrochirurgie des Ohres stellt einen erheblichen Fortschritt dar. Hierdurch werden bereits vorhandene und erprobte Verfahren mit Erfolg abgesichert. Neuere mikrochirurgische Operationsmethoden sind durch die Verwendung des Fibrinklebers erst sinnvoll und möglich geworden. Die Arbeit beruht auf einer 15jährigen Erfahrung.

Literatur

Frank R, Scherer A (1991) Blutungsminderung während chirurgischer Eingriffe im HNO-Bereich. TW KopfHals 1:54−56
Berghorn K (1981) Indikationen zur chirurgischen HNO-Intervention bei kindlichen Ohrerkrankungen. Therapiewoche 31:7189−7191
Elies W Perilymphatischer Druckverlust − Hauptursache des M. Ménière und anderer cochleovestibulärer Störungen? Vortrag auf dem IX. Cochlea-Symposium Halle vom 21.−24. April 1991 in Wernigerode (Druck in Vorbereitung)
Münker G, Arnold W (1980) Physiology und Pathophysiology of Eustachian tube and middle ear. Thieme, Stuttgart
Plester D (1970) Fortschritte in der Mikrochirurgie des Ohres in den letzten 10 Jahren. HNO 18:33−40
Plester D, Zöllner F (1980) Behandlung der chronischen Mittelohrentzündungen. In: Berendes, Link, Zöllner (Hrsg): Hals-Nasen-Ohren-Heilkunde in Praxis und Klinik. Bd 6/II. 28.1.−28.101, Thieme, Stuttgart
Stange G (1975) Bindegewebe-Siliconfolien-Plastiken bei Adhäsivprozessen des Mittelohres. Arch Otorhinolaryngol 211:163−171

Stange G (1980) Mikrochirurgische Ohroperationen als Vorbereitung zur hörprothetischen Versorgung. Audiol Akustik 19:62–82

Stange G (1982) Veränderungen des Tinnitus in der postoperativen Phase bei Otosklerose und feuchtem Tubenmittelohrkatarrh. Laryng Rhinol Otol 61:128–131

Stange G (1983) Das akut und das chronisch erkrankte Ohr. Therapiewoche 33:259–276

Stange G, Esser G, Schunicht R, Adam D, Löw J, Krieger M, Woischwill J, Berghorn K (1981) Kindliche Ohrerkrankungen. Therapiewoche 31:7169–7191

Stange G, Frank R Résultats des diverses stapedoplasties. Communication LXXXVII^c Congres Francais d'Oto-Rhino-Laryngologie et de Pathologie Cervico-Faciale 8.–11. Octobre 1990 Paris. Rev of Soc franc ORL e d Path cervic-facial 1991 (im Druck)

Stange G (1991) Die Chirurgie der Mittelohrerkrankungen beim Erwachsenen. TW KopfHals 1:48–53

Wullstein HL (1968) Operationen zur Verbesserung des Gehörs. Thieme, Stuttgart

Zöllner F (1966) Behandlung der chronischen Mittelohrentzündung und ihre Folgen. In: Berendes, Link, Zöllner (Hrsg): Hals-Nasen-Ohrenheilkunde, Bd III/2. Thieme, Stuttgart, S 1226 ff

Perilymphatischer Druckverlust – Hauptursache des M. Menière und anderer cochleo-vestibulärer Störungen?

W. Elies

Leider kennen wir bislang die Ursache der häufigsten Funktionsstörungen des Innenohres noch nicht. Bekannte Faktoren wie Entzündungen, Traumata, hereditäre Momente sowie ototoxische Substanzen verursachen die Minderzahl cochleo-vestibulärer Symptome.

Typische Ausfälle wie Hörsturz, M. Menière und isolierter Vestibularisausfall sind in ihrer Ursache unklar. Die Analyse klinischer und operativer Befunde und die umfangreiche Literatur haben uns veranlaßt, für einen bislang nicht überschaubaren, vermutlich doch sehr großen Anteil der Patienten mit Hörsturz und Menière'scher Symptomatik die Druckvolumendestabilisierung des perilymphatischen Raumes als krankheitsursächlich anzusehen.

Das postpunktionelle Liquorunterdrucksyndrom sowie die Ruptur der Membran des runden Fensters verursachen cochleo-vestibuläre Funktionsdefizite. Analysiert man die beschriebenen Symptome und Symptomkombinationen, findet sich die gesamte Innenohrsymptomatik vom Hörsturz über die Menière'sche Erkrankung bis zum Vestibularisausfall. Die Häufigkeitsverteilung ist annähernd analog dem otologischen Patientengut.

Abstrahieren wir die Anatomie des Innenohres, so sehen wir uns zwei Flüssigkeitskompartimenten gegenüber (Abb. 1). Diese müssen sich im Druckvolumen-Verhältnis wechselseitig umgekehrt proportional beeinflussen. Bei starr begrenztem perilymphatischen und verformbar elastisch begrenztem Endolymphsystem mit Begrenzungen unterschiedlichen Widerstandes kann auf perilymphatische Volumenverschiebungen nur das endolymphatische System reagieren. Hier kommt es bei perilymphatischer Volumenverminderung zu einer Volumenzunahme, die sich an der schwächsten Stelle, der Reissner'schen Membran, manifestiert. Nach Überschreitung der biologischen Toleranzen werden cochleovestibuläre Symptome auftreten.

Die Symptomatik ist von der individuellen Anatomie sowie der Geschwindigkeit der Destabilisierung des Perilymphraumes abhängig. Im Gegensatz zum Endolymphsystem ist nur das perilymphatische System leicht über den Ductus perilymphaticus sowie das runde Fenster destabilisierbar.

Bei 5 µl Endolymphe und 20 µl Perilymphe werden geringe Volumenverschiebungen im perilymphatischen System erhebliche Auswirkungen auf das Endolymphsystem und die Reissner'sche Membran haben. Drucke, die eine instabile Rundfenstermembran sprengen können, werden bei Liquordruckänderungen von 50 mmH$_2$O oder tiefem Kopfsenken erreicht.

Wie die Klinik zeigt, sind alle cochleo-vestibulären Symptome bei Destabilisierung des perilymphatischen Kompartiments denkbar. Wir fanden bei 21 Patienten

B. Freigang/H. Weerda (Hrsg.)
Fibrinklebung in der Otorhinolaryngologie
© Springer-Verlag Berlin Heidelberg 1992

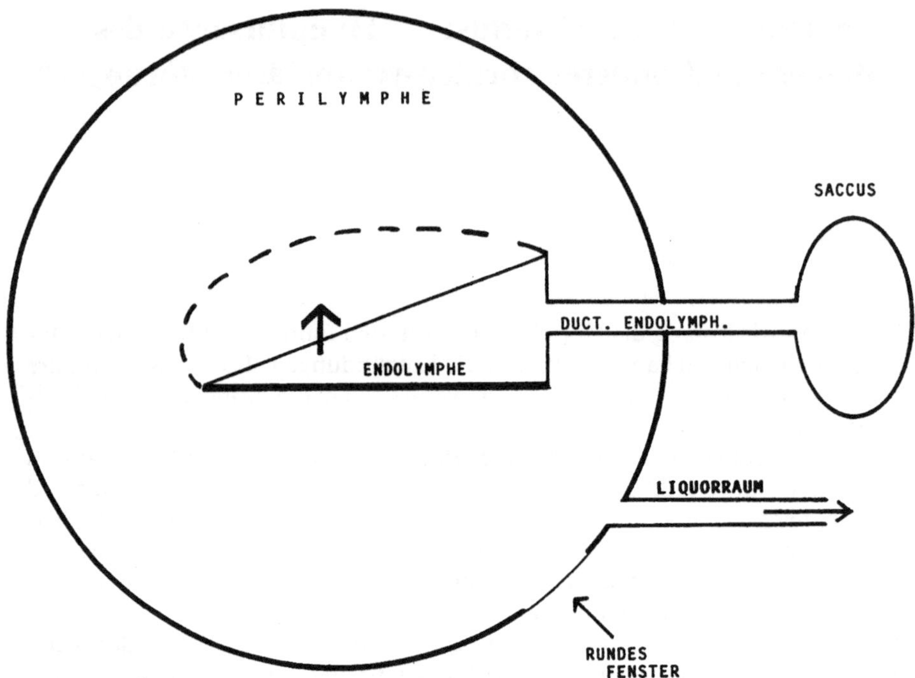

Abb. 1. Schema der intralabyrinthären Flüssigkeitskompartimente. Auslenkung der Reissner'-schen Membran bei perilymphatischem Volumenverlust

mit cochleo-vestibulären Symptomen eine Läsion der Rundfenstermembran. Präoperativ wurden die Diagnosen Hörsturz (10), M. Menière (7), Tinnitus (1), Vestibularisausfall (1) und traumatischer Labyrinthausfall (2) gestellt. Postoperativ waren Ohrgeräusche in 16 von 19, Vertigo in 9 von 9 Fällen gebessert oder behoben. Das Gehör im Sprachbereich besserte sich von 53 dB auf 27 dB.

Therapeutische Konsequenz ist die Volumenauffüllung und bei Therapieresistenz die Tympanoskopie. Mit Arndt sind wir der Ansicht, daß die Funktionsdiagnostik der Rundfenstermembran verbessert werden muß. Die Beurteilung des Wechseldruckphänomens und die Betrachtung bei geringer Vergrößerung ist unzureichend. Erst hohe Vergrößerungen und das Abtragen promontorialer Knochenüberhänge erlauben eine Beurteilung der Rundfenstermembran. Verborgene Defekte lassen sich durch Liquordruckerhöhung, Kopftieflage und Erhöhung des postexpiratorischen Druckes erkennen.

Die therapeutische Konsequenz ist die Abdichtung der Rundfenstermembran. Die Operationstechnik scheint einfach, hat jedoch im Laufe der letzten Jahre als gravierendes Problem die permanente Fixierung des Bindegewebes am runden Fenster erkennen lassen.

Wir haben innerhalb der ersten zwei Jahre bei 10% der Patienten Rezidive cochleo-vestibulärer Störungen gesehen.

Bei Wiedereröffnung des Mittelohres fand sich jeweils ein fehlendes oder disloziertes Bindegewebsläppchen mit Rezidiv der Rundfenstermembranruptur. Un-

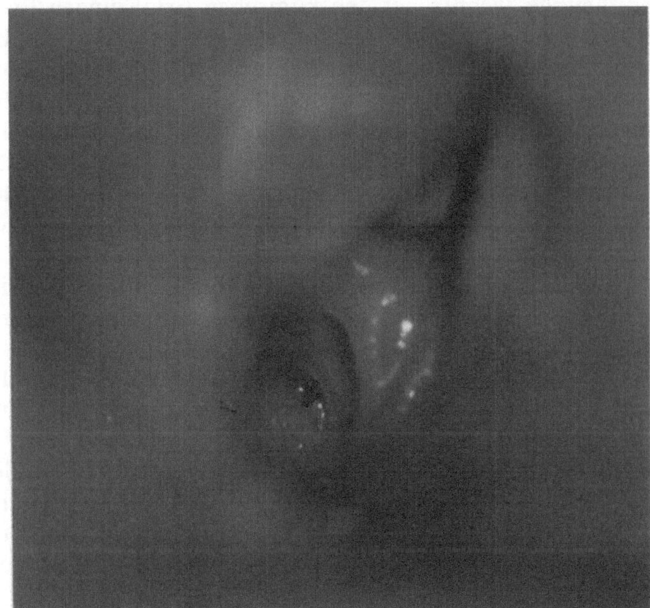

Abb. 2. Rundfensterruptur (*Pfeil*)

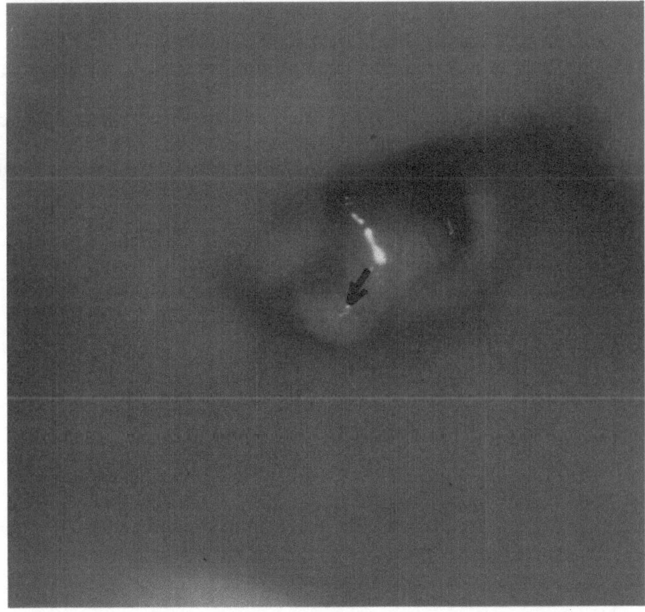

Abb. 3. Abdichtung der Rundfensterruptur mit Bindegewebe-Humanfibrinkleber (Tissucol®) (*Pfeil*)

sere heutige Technik hat den klinischen Erfahrungen Rechnung getragen. Nach Eröffnung des Mittelohres erfolgt, soweit gefahrlos möglich, die Inspektion der Rundfenstermembran. Es wird dann mit dem House-Löffel die knöcherne Begrenzung des runden Fensters angefrischt und die Schleimhaut der Rundfensternische entfernt. Analog der Tympanoplastik Typ I wird die Temporalisfaszie auf die Rundfenstermembran gelegt und mit Bindegewebe abgestützt.

Es wird dann das Hypotympanon mit Humanfibrinkleber (Tissucol®) aufgefüllt. Dies scheint die zuverlässigste Technik, um eine Ablösung der Rundfenstermembranabdeckung zu verhindern.

Eine Schädigung des Mittelohres durch Fibrinkleber ist nicht zu befürchten. Bei sämtlichen Revisionsoperationen hat der zuvor eingebrachte Humanfibrinkleber nicht zu Veränderungen geführt.

Trommelfellunterseite sowie Schleimhäute des Mittelohres waren glatt und reizlos ohne auflichtmikroskopische Hinweise für eine Humanfibrinkleber-induzierte Schädigung.

Abbildung 2 zeigt den Befund einer Ruptur des runden Fensters und Abb. 3 den Zustand nach Einbringen von Humanfibrinkleber in das Cavum tympani. Folgt man der Druckdifferenztheorie, so ist mangels funktioneller Defizite die Sicherheitsabdeckung der Rundfenstermembran ohne die genannte subtile Diagnostik zulässig.

Literatur

Arndt HJ (1984) Spontanperforation der Membran des runden Fensters: Hauptursache des Hörsturzes? Laryng Rhinol Otol 63:439–444

Kast R (1985) A new method for noninvasive measurement of short-term cerebrospinal fluid pressure changes in humans. J Neurol 232:260–261

Lehnhardt E (1984) Klinik der Innenohrschwerhörigkeiten. Arch Otorhinolaryngol (Suppl I):82–86

Strohm M (1982) Verletzungen der Membran des runden Fensters. Laryngol Rhinol Otol 61:297–301

Neue Methoden in der rekonstruktiven Mittelohrchirurgie

H. SCHOBEL

1. Cholesteatomoperation mit Tympanoplastik bei Defekt zur mittleren Schädelgrube mit Durafistel

Die Gefährlichkeit des Cholesteatomes ist allgemein bekannt. Dennoch überraschen die bei Cholesteatomoperationen auftretenden Komplikationen auf Grund der Diskrepanz zum Lokalbefund aber auch zu den Beschwerden des Patienten immer wieder auch alte und erfahrene Operateure.

Zu den gefährlichsten Komplikationen des Cholesteatomes zählt zweifellos der Durchbruch in das Endokranium, wozu nicht nur die umschriebene Zerstörung des Knochens der Schädelbasis, sondern außerdem auch der Dura mater erforderlich ist.

Der Lokalstatus zeigt in diesem Fall eine kleine Attikperforation. Der Gehörgang ist trocken, das Trommelfell reaktionslos, lediglich im Bereich der Pars flaccida liegt ein gerade erkennbarer, also äußerst kleiner Defekt vor, der in den Attik führt.

Nach retroaurikulärer Inzision wird ein kleiner Schwenklappen nach PALVA gebildet und der Gehörgang ausgelöst. Im Gehörgang finden sich mehrere Exostosen, die nach Abheben des Gehörgangsschlauches mit Diamantfräsen entfernt werden. Im Attikbereich gelangt man auf einen dünnen Epidermis-Schlauch, der von Matrix ausgefüllt ist. Der in den Kuppelraum führende Defekt wird mit Rosenbohrern verschiedener Größe erweitert und schließlich wird schrittweise die knöcherne Gehörgangshinterwand völlig abgetragen, bis eine breit offene Mastoidhöhle angelegt ist. Der Kuppelraum ist von dicker Matrix ausgekleidet, die vorsichtig von der Unterlage abgehoben wird. Dabei findet sich ein knöcherner Defekt der Schädelbasis zur mittleren Schädelgrube von etwa ovalärer Form, circa 10:20 mm messend. Darüber liegt die Dura mater frei mit einer erbsgroßen Lücke in ihrem Zentrum.

Nach Abtragung des Cholesteatomsackes zeigt sich die Gehörknöchelchenkette zwar als intakt, muß aber dennoch durch Entfernung von Amboß und Hammerkopf demontiert werden, weil sich das Cholesteatom auch zwischen und unter den Knöchelchen etabliert hat. Erst nach Entfernung von Amboß und Hammerkopf ist es möglich, den Kuppelraum unter Verwendung von Bohrern und Fräsen verschiedener Größe exakt von sämtlichen Matrixresten zu säubern.

Es zeigt sich nunmehr, daß neben dem Steigbügel eine sehr ausgedehnte Fazialishernie besteht, die darüber hinaus mit dem Steigbügel solide und fest verwachsen ist. Die Chorda tympani ist erhalten.

B. Freigang/H. Weerda (Hrsg.)
Fibrinklebung in der Otorhinolaryngologie
© Springer-Verlag Berlin Heidelberg 1992

Concha-Knorpel wird entnommen, einerseits zum Verschluß des Knochendefektes zur mittleren Schädelgrube und andererseits zum Anlegen eines Knorpelbettes im Attik sowie zur teilweisen Obliteration der Mastoidhöhle.

Durch den Knochendefekt zur mittleren Schädelgrube mit feinen Elevatorien eingehend wird in der Umgebung dieses Defektes die Dura von der Schädelbasis abgehoben und damit eine Art „Falz" gebildet. In diesen Spalt wird ein aus der Concha auris zurechtgeschnittenes Knorpelstück – etwas größer als der Knochendefekt – eingefalzt und durch Überziehen mit TISSUCOL (Fa. Immuno, Heidelberg) in dieser Position fixiert. Auf diese Weise wird nicht nur der knöcherne Defekt der Schädelbasis solide, das heißt luft- und wasserdicht verschlossen, sondern gleichzeitig auch eine Art „Duraplastik" erzielt. Zusätzlich verhindert die eingesetzte Knorpelplatte auch die mögliche Entwicklung eines Dura- oder Hirnprolapses in die Mittelohrräume.

Dieses Verfahren der Rekonstruktion der Schädelbasis ist nach unseren Erfahrungen zur Versorgung derartiger oder ähnlicher Defekte, mit welchen man in der Cholesteatomchirurgie leider immer wieder zu rechnen hat, ganz besonders geeignet.

Die Rekonstruktion der Gehörknöchelchenkette erfolgt in diesem Fall ausnahmsweise durch Wiederverwendung des vorher entfernten Ambosses, nachdem im allgemeinen körpereigene Knöchelchen, die vom Cholesteatom direkt berührt sind, von der Wiederverwendung ausgeschlossen sind. Wir wurden zu diesem Entschluß einerseits durch den unverdächtigen Befund des Ambosses unter dem Operationsmikroskop verleitet – was bekanntermaßen keineswegs eine absolute Sicherheit bedeutet – und andererseits durch die große Fazialishernie, welche das Einsetzen jeglicher Prothese aus körperfremdem Material auf den Steigbügel, der bis zu seinem Capitulum von der Fazialishernie umhüllt ist, als riskant erscheinen läßt. Vor der Rekonstruktion der Gehörknöchelchenkette wird aus länglichen Stückchen des Conchaknorpels das sogenannte „Knorpelbett" im Attik angelegt und dieses ebenfalls mit TISSUCOL stabilisiert und fixiert. Es dient zur Teilobliteration des Attik, zugleich als Unterlage für das Transplantat im Attikbereich sowie außerdem zur Prophylaxe der gefürchteten Retraktionstaschen. Diese „Prophylaxe" beruht auf der enormen Verkleinerung des von Schleimhaut ausgekleideten Hohlraumes im Mastoid, wo es eben über die Schleimhautauskleidung zur Resorption der Luft und im Verein mit einer ungenügenden Tubenfunktion zum Unterdruck mit der Neigung zur Ausbildung der Retraktionstaschen kommt. Das Knorpelbett wird so angelegt, daß das Trommelfell im Attikbereich in seiner originalen Höhe eine Unterlage bekommt, daß darüber hinaus über dem Fazialiskanal und dem lateralen Bogengang ein kleiner Hohlraum – der Miniattik – erhalten bleibt, wodurch die Schwingungsmöglichkeit des Transplantates zu beiden Seiten der Kette, also auch dorsal und cranial vom Stapes erhalten bleibt. Damit dieser kleine Hohlraum zwischen Kette und Knorpelbett nicht durch Vernarbung obliteriert, wird er mit kleinen Silastic-Folien ausgekleidet.

Der am Beginn des Eingriffes entnommene Amboß wird nach genauester Säuberung und Kontrolle zwischen Steigbügel und Hammerhandgriff eingesetzt und ebenfalls mit TISSUCOL in dieser Position stabilisiert.

Das Faszientransplantat wird in der Weise eingesetzt, daß der vorderste Anteil unter dem erhaltenen Trommelfellrest und über den transponierten Amboß zu lie-

T. G., geb.1961
Diagn.:Attikcholesteatom rechts mit
Duradefekt
Operation: 17.III.1987

rechts

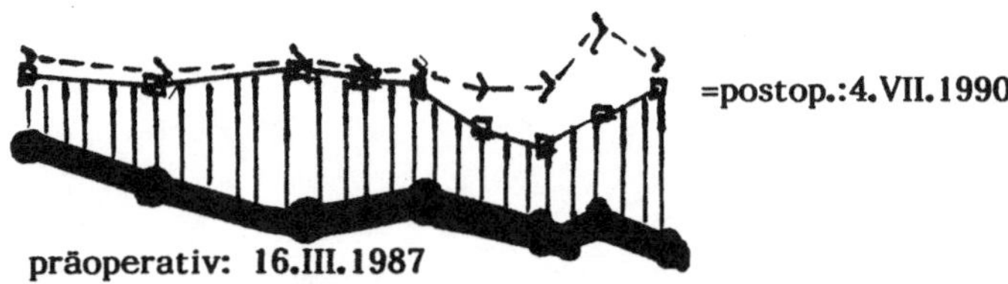

Abb. 1. Audiogramm zeigt das prä- und postoperative Gehör

gen kommt, während es dorsal dem Knorpelbett aufliegt. In dieser Position wird es mit TISSUCOL stabilisiert. Damit wird gleichzeitig eine absolute Trennung zwischen Paukenhöhle und Mastoid durchgeführt. Die Paukenhöhle ist mit ihrer ursprünglichen Tiefe rekonstruiert und unter dem Zentrum des Transplantates befindet sich die rekonstruierte Kette.

Nun wird der am Anfang des Eingriffes in seiner Circumferenz weitgehend ausgelöste Gehörgangsschlauch mittels Tamponade durch Gelatine-Schwämmchen zurückverlagert und entfaltet, von dorsal her mit Faszie und restlichem Concha-Knorpel rekonstruiert und die noch verbleibende Mastoidhöhle mit dem PALVA-Lappen obliteriert. Kommt es − wie zu erwarten − im Laufe der Jahre infolge Atrophie des PALVA-Lappens zu Veränderungen im Mastoid, so führt dies lediglich zu einer Erweiterung des Gehörganges, nicht jedoch zu einer Lageänderung des Transplantates. Vom Knorpelbett im Attik sind auf Grund der bradytrophen Natur des Knorpels keine wesentlichen Formveränderungen zu erwarten.

2. Tympanoplastische Reoperation bei exzessivem Cholesteatom mit Labyrinthfistel, Fazialishernie und freiliegenden Duraarealen der mittleren Schädelgrube

Nach retroaurikulärer Inzision folgt die Entnahme des Faszienblattes vom M. temporalis, die Bildung eines Galea-Periost-Muskel-Schwenklappens nach PALVA und die Eröffnung der Mastoid-Höhle, die von einem mächtigen tumorförmigen Cholesteatom ausgefüllt und teilweise von Granulationen ausgekleidet ist. Nach Abpräparation der Cholesteatommatrix findet man nicht nur den Sinus sigmoideus, sondern außerdem auch die Dura der mittleren Schädelgrube und den N. fazialis breit freiliegend, sowie außerdem eine Fazialishernie und eine ausgedehnte Fistel des lateralen Bogenganges. In der Paukenhöhle liegen Cholesteatommatrix und eine bei dem vorangegangenen Eingriff eingesetzte Prothese aus Kohlenstoff vor, die entfernt werden. Der anteriore Anteil der Paukenhöhle ist von zarter Schleimhaut ausgekleidet.

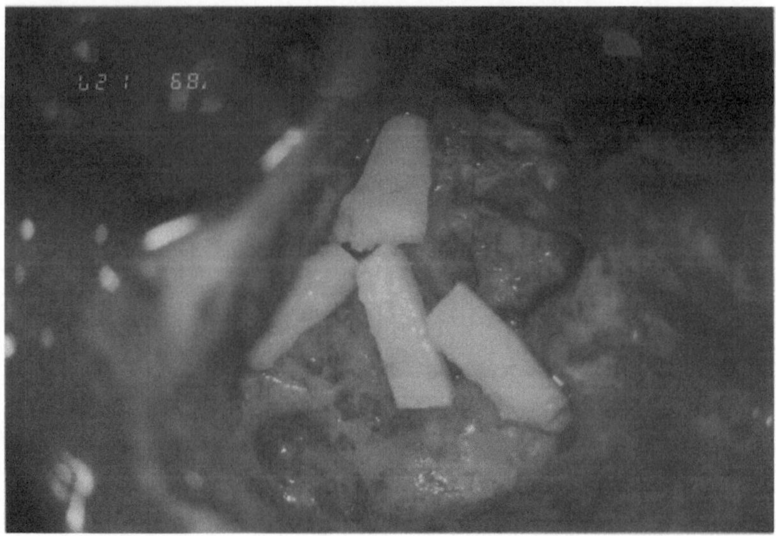

Abb. 2. Zustand nach Entfernung des Rezidivcholesteatomes aus einem rechten Mastoid und Deckung des freiliegenden Fazialisabschnittes und der Bogengangsfistel mit Knorpel und Zustand nach Einbringen der 1. Lage des Knorpelbettes. Der Einblick auf die Fußplattenregion wird durch eine Fazialishernie – zwischen den 3 Knorpelstücken rechts – verhindert

Die Versorgung der Bogengangsfistel wird grundsätzlich erst in Angriff genommen, nachdem alle anderen Zonen genauestens von Cholesteatommatrix gesäubert sind, also als letzter Akt der Cholesteatomentfernung.

Mit größter Vorsicht wird nun mit Hilfe des feinsten Saugers und des kleinsten Ringmesserchens die Matrix von der Bogengangsfistel abgezogen. Dann wird die Fistel mit einem leicht gekrümmten Knorpelstück aus der Concha auris bedeckt und der Knorpel mit TISSUCOL auf der Fistel fixiert. Auch der freiliegende Fazialisnerv wird mit Conchaknorpel bedeckt.

Nach dem Abdecken der Bogengangsfistel mit Knorpel und der Sicherung dessen Position mit dem Fibrinkleber kann die Fistel als nicht mehr existent betrachtet und die weitere Rekonstruktion routinemäßig vorgenommen werden:

Mit weiteren länglichen Knorpelstückchen, die entweder vom Tragus, oder aus der Concha stammen, wird das Knorpelbett im Attik wie üblich angelegt, wobei das die Fistel deckende Knorpelstück in das Knorpelbett einfach einbezogen wird.

Zum Totalersatz der Kette wird eine „Compound-Prothese" hergestellt. Diese besteht aus einem Compacta-Würfel aus dem Os temporale mit einem Bohrloch, welches allerdings die Compactaschicht nicht perforiert. Das Loch hat einen Durchmesser von 0,8 mm, ein in diesem verankerter Keramikstift aus Macor von 0,7 mm.

Nach Anlegen des Knorpelbettes wird das Faszientransplantat zunächst vorne eingeklebt und schließlich die „Compound-Prothese" zwischen Fußplatte und Transplantat wie eine Zeltstange interponiert.

Dabei kommt der Knochenwürfel unter der Mitte des Neotympanum zu liegen, wo er mit Hilfe von TISSUCOL zusätzlich fixiert wird. Nach Auskleiden des

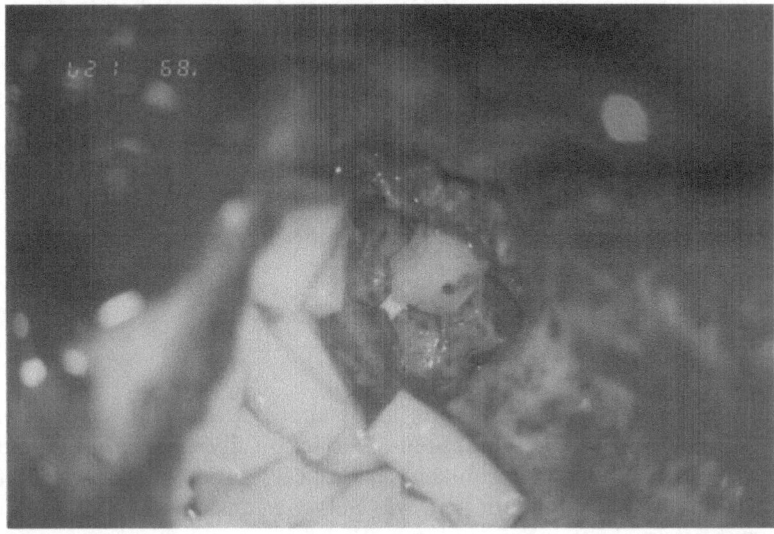

Abb. 3. Rechte Paukenhöhle, Compound-Prothese eingesetzt, Knorpelbett bedeckt in mehreren Lagen den Attik, Faszientransplantat noch nicht eingesetzt

„Miniattik" mit Silastic wird das Knorpelbett mit dem dorsalen Anteil des Transplantates bedeckt und dadurch die Paukenhöhle abgeschlossen und vom Mastoid separiert. Der häutige Gehörgang wird zurückverlagert, mit Silastic ausgekleidet und mit Spongostan-Schwämmchen medial und mit Schaumgummi außen tamponiert. Die endgültige Rekonstruktion des Gehörganges erfolgt von der Mastoidseite her zunächst mit Faszie und Fibrinkleber, dann mit einem Stück

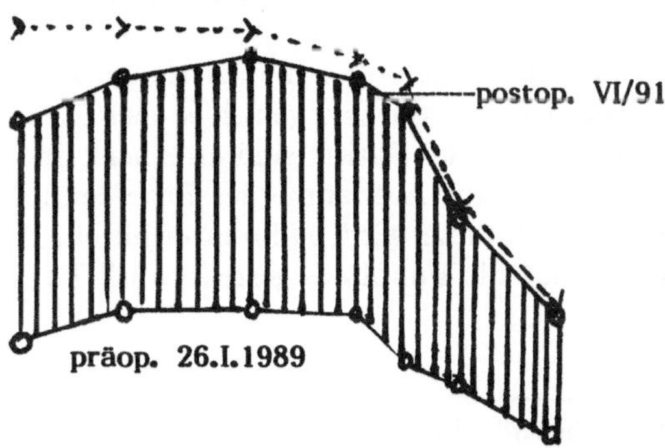

Abb. 4. Audiogramm mit prä- und postoperativem Gehör

Concha-Knorpel und TISSUCOL, während die verbleibende Mastoidhöhle mit den weiteren Resten des entnommenen Conchaknorpels und dem PALVA-Lappen obliteriert wird.

Der Patient steht inzwischen 3 Jahre in postoperativer Kontrolle ohne Anhaltspunkt für ein weiteres Rezidiv.

Funktionell wurden im Sprachfrequenzbereich Hörgewinne von bis zu 50 dB erreicht, was bei Vorliegen einer Bogengangsfistel und Totalersatz der Kette zweifellos respektabel ist.

3. Neue Operationstechnik bei Otosklerose mit Keramik-Prothesen ohne Draht- oder sonstige Bügel

Auf Grund der vom Autor und vielen anderen Autoren, wie Plester, Hildmann und Steinbach, Lesinski und Stein, Derlacki, Lilly und Schuring, Elies und Hermes, bei den üblichen Techniken der Stapeschirurgie immer wieder festgestellten Früh- und Spätkomplikationen, wie Nekrosen des langen Amboßfortsatzes, Perilymphfisteln, Mittelohrgranulome, Dislokation der Prothesen usw. entwickelte der Autor eine neue Operationstechnik, bei der die genannten Komplikationen weitgehend und die Atrophien und Nekrosen des Amboßfortsatzes völlig vermieden werden können.

Diese neue Technik vermeidet die Anwendung jeglicher Prothese mit Draht- oder Kunststoffbügel und beinhaltet eine partielle Stapedektomie, den soliden Abschluß des ovalen Fensters mit einem gepreßten Faszienläppchen und Fibrinkleber und den Stapesersatz mit einer zylinderförmigen Keramikprothese, die an einer Seite konisch aufgetrieben ist mit einer gelenkspfannenartigen Vertiefung für den Proc. lenticularis.

Nach Inzision in der retroaurikulären Umschlagfalte erfolgt die Entnahme eines Stückes Faszie vom M. temporalis. Von diesem etwa 10×20 mm messenden Faszienblatt wird mit Hilfe einer Faszienpresse ein ovaläres Faszienstück, das zum Abschluß des ovalen Fensters bestimmt ist, herausgeschnitten und gepreßt. Das Auslösen des Gehörganges von dorsal her gelingt in der Regel ohne Läsion des Gehörganges. Der Annulus fibrosus wird ebenfalls nach vorne abgehoben und der Einblick in die Paukenhöhle durch eine Attikotomie schrittweise erweitert, bis etwa der lange Amboßfortsatz zur Gänze dargestellt ist. Die Attikotomie wird mit Hilfe von Diamantbohrern durchgeführt, wobei die Chorda tympani geschont wird.

Als Steigbügelersatz dienen Keramikstifte aus Macor*, die in verschiedener Länge, 3,5 – 4,5 mm und verschiedener Dicke von 0,5 – 0,8 mm zur Verfügung stehen. Diese Keramikstifte sind an einem Ende zu einer Art Gelenkspfanne aufgetrieben, die zur Aufnahme des Proc. lenticularis dient. Die optimale Länge der Keramikprothese wird dadurch ermittelt, daß sie noch vor der Entfernung der Crura auf die Fußplatte gestellt wird. Es wird eine Prothese gewählt, die circa

---

* Fa. Richards, Tuttlingen.

0.25–0.5 mm länger ist, als der vorhandene Steigbügel, damit das im ovalen Fenster ruhende Ende aus diesem nicht herauswandern kann.

Nach Durchtrennung der Stapediussehne und des Amboß-Stapes-Gelenkes werden die Stapescrura abgesetzt und entfernt. Gelegentlich ist dazu die Anwendung der Crurotomiezängelchen erforderlich. Dann wird das gepreßte ovaläre Faszienläppchen auf den Fazialiskanal gelegt und derart in „Bereitschaftsstellung" gebracht, so daß die geöffnete Fußplatte in wenigen Sekunden verschlossen werden kann. Vorher wird meist noch die Eminentia pyramidalis mit dem Diamantbohrer abgetragen, damit der Überblick über das ovale Fenster nicht beeinträchtigt und vor allem die Adaption des Faszienlappens nicht behindert wird.

Um das Einfließen von Blut ins geöffnete Vestibulum zu vermeiden aber auch um den Defekt in der Fußplatte rasch und solide verschließen zu können, ist vor der Öffnung der Fußplatte eine optimale Blutstillung im Mittelohr erforderlich. Zu diesem Zwecke werden Gelatineschwämmchen verwendet, die mit Adrenalinlösung getränkt sind.

Ist die Blutstillung in befriedigender Weise erzielt und das Faszienläppchen in Bereitschaftsstellung gebracht, so wird mit einem speziellen Instrumentarium zunächst die Fußplatte etwa in ihrer Mitte mehrfach perforiert. Dann wird der dorsale Anteil der Fußplatte mit den entsprechenden Instrumenten aus dem ovalen Fenster herausgehoben und entfernt. Der Verschluß der Fußplatte soll möglichst rasch erfolgen und erfordert bei der gegebenen Situation (Faszienläppchen am Fazialiskanal, also fast am Rande des ovalen Fensters) meistens nur wenige Sekunden. Das Faszienläppchen wird adaptiert und anschließend mit Tissucol in der Nische des ovalen Fensters eingeklebt. Schließlich wird zwischen der Faszienmembran im ovalen Fenster und dem leicht angehobenen Proc. lenticularis die Keramikprothese eingerastet und zum Abschluß noch mit dem Fibrinkleber überzogen

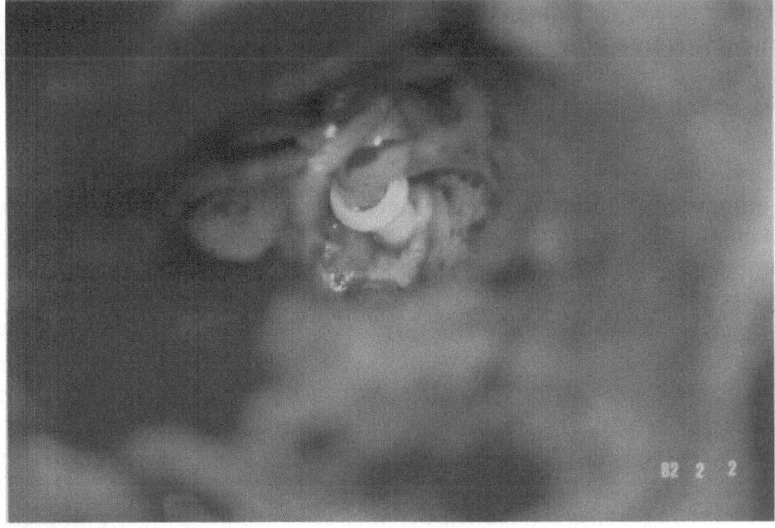

Abb. 5. Linkes Mittelohr nach Einsetzen der Keramikprothese. Die Chorda tympani wird mit dem Sauger nach vorne gezogen

und stabilisiert. Aus dem die Prothese überziehenden Fibrinkleber entwickelt sich ein dünnes Häutchen, welches in seiner Funktion die incudostapediale Gelenkskapsel ersetzt.

Die Operation wird mit Unterfütterung des dorsalen Trommelfellanteiles und der Gehörgangshinterwand mit dem Faszienstück, der Gehörgangstamponade und der Hautnaht beendet.

Diese Operationsmethode zeichnet sich nicht nur durch den Wegfall aller vorher aufgezählten postoperativen Komplikationen aus, sondern darüber hinaus durch exzellente und beständige Resultate, die durch folgende Studie belegt werden.

An der HNO-Abteilung des Krankenhauses der Landeshauptstadt St. Pölten wurden zwischen Herbst 1980 und Mitte 1990, also in knapp 10 Jahren, 725 Otoskleroseoperationen ausgeführt. Davon waren:

445 Stapes-Erstoperationen mit Keramikprothesen
 90 Stapes-Reoperationen mit Keramikprothesen und
190 Stapes-Erstoperationen nach anderen Techniken

Im folgenden sind die Resultate der 445 Stapes-Erstoperationen mit Keramikprothesen aufgeschlüsselt, die einer systematischen Nachkontrolle unterzogen worden sind. Sämtliche 445 Ohren wurden 3 Wochen postoperativ audiometriert, bei 235 Ohren erfolgte die letzte Kontrolle 1 Jahr postoperativ, 133 Ohren wurden bis zu 3 Jahre postoperativ kontrolliert, von 75 Ohren liegen 5jährige Resultate vor, während 60 Patienten bis zu 10 Jahre postoperativ audiometrisch nachuntersucht worden sind.

Bei sämtlichen Patienten wurden die Luft- und Knochenleitungsschwellen prä- und postoperativ in den angeführten Intervallen gemessen und in den Frequenzen von 500, 1000, 2000, und 4000 Hz die arithmetischen Mittel errechnet. Den Graphiken ist ein Ordinatensystem zugrunde gelegt, bei dem senkrecht die Dezibel und horizontal in unterschiedlich gezeichneten Säulen die jeweiligen Durchschnittswerte entsprechend der Nachbeobachtungszeit in den 4 Hauptfrequenzen dargestellt sind.

Graphik 1

Veränderungen der Knochenleitung bei bis zu 10jähriger Nachbeobachtung. Während in den Frequenzen 500, 1000 und 2000 Hz bereits bei der ersten Kontrolle nach 3 Wochen ein Anstieg der Knochenleitung, das ist eine Verkürzung der Säule, zum Ausdruck kommt, erkennt man im Durchschnitt aus allen 445 Operationen bei 4000 Hz eine Verlängerung der Säule um 8 dB, was ein Absinken der Knochenleitungsschwellen um eben diese 8 dB signalisiert. Dieser Innenohrabfall bei 4000 Hz bei der ersten postoperativen Kontrolle ist jedoch nur temporär und offensichtlich auf die Innenohrbelastung durch den Eingriff zurückzuführen. Bei der nächsten Kontrolle nach einem Jahr ist die Verbesserung der Knochenleitung in allen Frequenzen eklatant und beträgt bei 500 Hz 9 dB, bei 1000 Hz 8 dB, bei 2000 Hz 14 dB und schließlich bei 4000 Hz 4 dB gegenüber präoperativ, was einer Verbesserung gegenüber dem ersten postoperativen Resultat von 12 dB gleichkommt. Im Verlaufe der späteren Funktionskontrollen findet man ein ganz all-

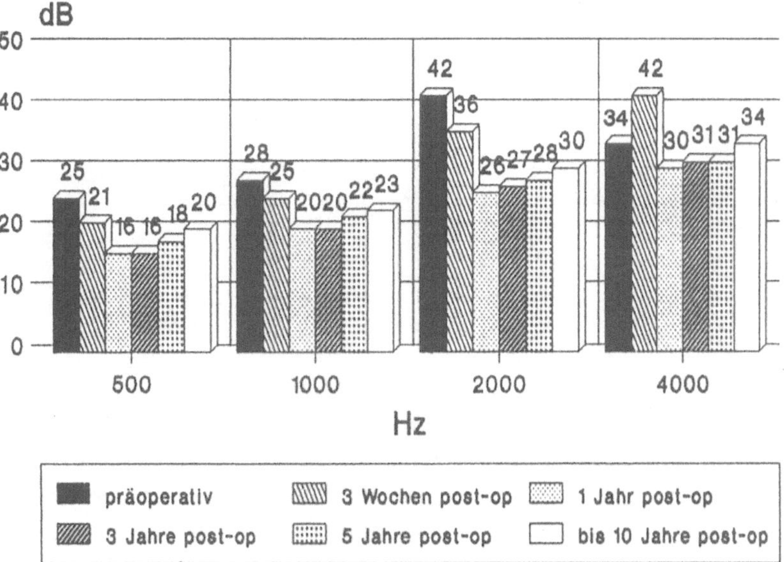

Graphik 1. Otosklerose. Dargestellt ist die Veränderung der Knochenleitung bei bis zu 10jähriger Verlaufskontrolle

mähliches Absinken der Knochenleitungsschwellen, wobei allerdings lediglich bei 4000 Hz nach 10 Jahren der durchschnittliche Ausgangswert von 34 dB erreicht ist, während in den anderen Frequenzen die Knochenleitung nach 10 Jahren noch immer deutlich besser ist, als präoperativ.

Graphik 2

Auch die Veränderungen der Luftleitung sind in dem Säulendiagramm dargestellt, wobei ebenfalls die Durchschnittswerte in den vorgenannten Zeiträumen in den 4 Hauptfrequenzen erfaßt sind.

In der Frequenz 500 Hz beträgt der 1 Jahr nach dem Eingriff ermittelte Durchschnittswert 28 dB. Dieser Durchschnittswert bei 500 Hz vermindert sich im Laufe von 10 Jahren um genau 2 Dezibel auf 30 dB gegenüber einem präoperativen Ausgangswert von 60 dB.

Am stabilsten erwiesen sich die funktionellen Resultate bei 1000 Hz. Der durchschnittliche präoperative Ausgangswert von 61 dB verbessert sich bei der ersten Kontrolle nach 3 Wochen auf 35 dB, nach 1 Jahr auf 31 dB und verbleibt auf diesem Niveau unverändert durch 10 Jahre.

Bei 2000 Hz beträgt der präoperative Durchschnittswert 60 dB. Der beste postoperative Wert wird nach 1 Jahr mit 31 dB ermittelt. Er sinkt im Laufe von 10 Jahren auf 34 dB ab, was als eine sehr unwesentliche Veränderung zu bewerten ist. Lediglich bei 4000 Hz ergeben sich im Laufe der 10jährigen Nachkontrollen etwas deutlichere Veränderungen. Die präoperativen durchschnittlichen Ausgangswerte von 57 dB sind bei der Kontrolle nach einem Jahr auf 40 dB abgesunken, um dann bis zum 10. postoperativen Jahr auf 50 dB anzusteigen.

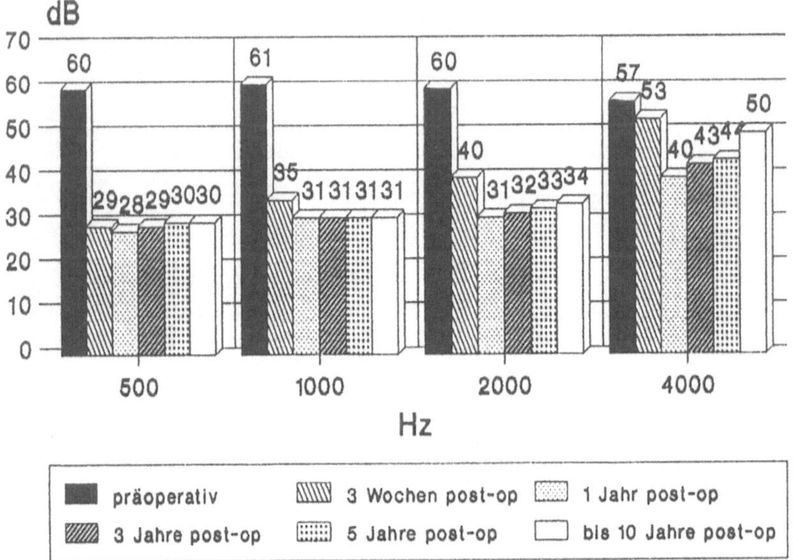

Graphik 2. Otosklerose. Dargestellt ist die Veränderung der Luftleitung bei bis zu 10jähriger Verlaufskontrolle

Diese Werte besagen, daß, was den engeren Sprachfrequenzbereich betrifft, also den Bereich von 500−2000 Hz, mit der beschriebenen Technik ganz außerordentlich stabile funktionelle Resultate erzielt worden sind. Das Absinken bei 4000 Hz im Laufe von 10 Jahren um 10 dB dürfte auf langsam eintretende Rigidität der Membranen zurückzuführen sein.

Auch die in der folgenden Graphik dargestellten Veränderungen des Air-Bone-Gap zeigt die Veränderungen im Laufe der 10jährigen Verlaufskontrolle, wobei die günstigsten, das heißt praktisch unveränderte Werte bei 2000 Hz ermittelt worden sind.

Es verbleibt noch die Frage nach den eingetretenen postoperativen Komplikationen und nach der Häufigkeit von notwendig gewordenen Reoperationen.

Insgesamt wurden nach dieser Technik bis Juli 1990 rund 600 Operationen ausgeführt, darunter circa 100 Reoperationen. Lediglich im Falle einer Reoperation kam es im Anschluß an den Eingriff zur Ertaubung. Die Ertaubungsrate einschließlich der Reoperationen betrug daher in den ersten 10 Jahren dieser Technik bei 600 Fällen 0,17%.

Einer Revisionsoperation wurden von den 445 Erstoperationen 8 Ohren unterzogen. Von diesen 8 Fällen war es bei zweien zu einer neuerlichen Verknöcherung der Fußplatte gekommen. Bei 2 weiteren Reoperationen lag als Ursache eine Hammerkopffixation im Attik vor. Lediglich bei 4 Fällen war die Basis der Prothese infolge von Narbenzug an den Rand des ovalen Fensters gewandert. Bei diesen Fällen hatte der Operateur eine etwas zu kurze Prothesenlänge gewählt. Die in diesen Fällen durchzuführenden Reoperationen waren einfach und sicher, weil das Vestibulum nicht eröffnet werden mußte, es war lediglich eine etwas längere Prothese einzusetzen. Bei keiner Revisionsoperation wurde eine Atrophie oder

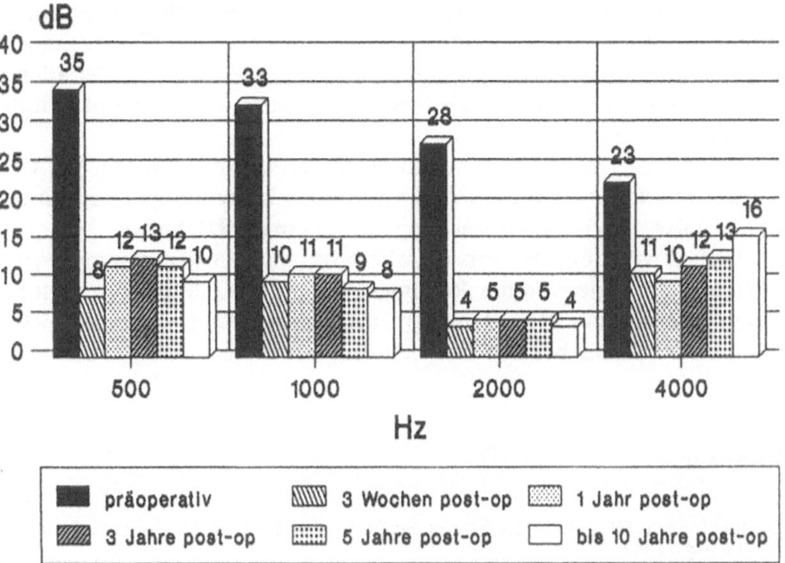

Graphik 3. Dargestellt ist die Größe des Air-Bone-Gap bei bis zu 10jähriger Verlaufskontrolle

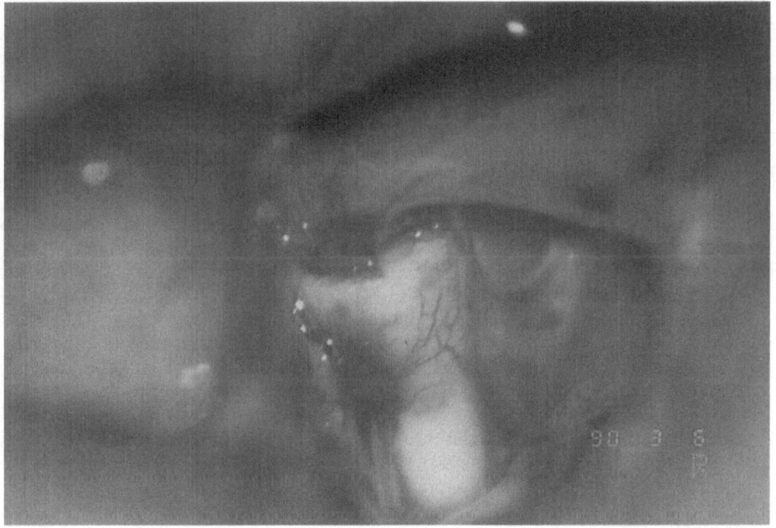

Abb. 6. Situationsphoto anläßlich einer Revisionsoperation 2 Jahre nach dem zunächst erfolgreichen Ersteingriff. Die Prothese ist in ihrem kranialem Anteil zusammen mit dem Proc. lenticularis von einem vaskularisierten Häutchen überzogen, das eine Art Pseudo-Gelenkskapsel bildet. Dieses Häutchen dürfte auch auf Grund des Überzuges mit „Tissucol" entstanden sein. Ursache der Revisionsoperation war das langsame Heranrücken der Prothesenbasis an den Rand des ovalen Fensters durch Narbenzug bei etwas zu kurzer Prothese mit allmählicher Entwicklung eines neuerlichen Air-Bone-GAP

Nekrose im Bereiche des Ambosses festgestellt, bei allen jedoch die Anwesenheit eines Häutchens, wie Abb. 6 zeigt, welches als eine Art Gelenkskapselersatz angesehen werden kann, aber auch als Bestätigung dafür, daß bei allen Otoskleroseoperationen prinzipiell auf die Anwendung von Prothesen mit Draht- oder Kunststoffbügeln verzichtet werden kann.

Insgesamt hat sich die geschilderte Operationsmethode bei Otosklerose als derart zuverlässig erwiesen, daß wir sie auch bei einigen sogenannten „letzten" Ohren, also bei Taubheit der Gegenseite eingesetzt haben.

Die Anwendung des Fibrinklebers hat sich in der gesamten rekonstruktiven Mittelohrchirurgie, von der Rekonstruktion der Kette bis zur Versorgung von Duradefekten und zur Otosklerosechirurgie nicht nur als überaus hilfreich, sondern auch als fördernd bei der Entwicklung neuer Techniken erwiesen.

Literatur

Derlacki EL (1985) Revision Stapes Surgery: Problems With Some Solutions. Laryngoscope 95:104−1053
Elies W, Hermes H (1990) Frühkomplikationen nach Stapedektomie − operative oder konservative Behandlung? HNO 38:67−70
Fisch U, Dillier N (1987) Technik und Spätresultate der Stapedotomie. HNO 35:252−254
Glascock ME, McKennan KX, Levine SC (1987) Revision Stapedectomy Surgery. Otolaryngol Head Neck Surgery 96:141−148
House HP (1963) Early and Late Complications of Stapes Surgery. Arch Otolaryngol Head Neck Surg 78:606−613
House HP (1969) Postoperative Complications of Stapedectomy. Round Table. Arch Otolaryngol Head Neck Surg 89:384−392
Lippy WH, Schuring AG (1984) Stapedectomy Revision of the Wire-Gelfoam-Prosthesis, Otolaryngol Head Neck Surgery 92:580−582
Plester D, Hildmann H, Steinbach E (1989) Rezidive nach Stapeschirurgie. In: Atlas der Ohrchirurgie. Kohlhammer, Stuttgart
Schobel H (1982) Eine neue Technik des Stapesersatzes bei Otosklerose. Vortrag: Österreichischer HNO-Kongreß 1982, Bad Kleinkirchheim
Schobel H (1988) Befunde und Ergebnisse bei Nachoperationen des Mittelohres. Vortrag: 59. Jahresversammlung 15.−19. Mai 1988 Deutsche Gesellschaft für Hals-Nasen-Ohren-Heilkunde, Kopf- und Halschirurgie, Nürnberg
Schobel J, Schobel H (1990) Zwei Jahre Totalersatz der Gehörknöchelchenkette mittels zusammengesetzter Prothesen. Vortrag: 61. Jahresversammlung Deutsche Gesellschaft für Hals-Nasen-Ohren-Heilkunde, Kopf- und Halschirurgie, Würzburg
Schobel J (1990) Unsere Erfahrungen mit verschiedenen Methoden zum Ersatz der Gehörknöchelchenkette. Vortrag: VII. Donau-Symposium der Oto-Rhino-Laryngologie, Budapest
Schuknecht HF (1962) Sensorineural Hearing Loss Following Stapedectomy. Acta Otolaryngol (Stockh) 54:336−348
Shea JJ (1963) Complications of Stapedectomy Operation. Ann Otol Rhinol Laryngol 72:1109−1123
Shea JJ (1988) Thirty Years of Stapes Surgery. J Laryngol Otol 102:14−19
Siedentop KH, Schobel H (1982) Das Verhalten des Innenohres des Chinchilla nach Fibrinklebung des ovalen Fensters und Einsetzen eines Keramiksteigbügels. Vortrag am Österr. HNO-Kongreß, Bad Kleinkirchheim
Siedentop KH, Harris D, Weber DF (1985) Fibrin Tissue Adhesive and Glass Ceramic Strut For Ossicular Chain Replacement. Am J Otol 6:272−275
Siedentop KH, Harris DM, Loewy A (1983) Experimental Use of Fibrin Tissue Adhesive in Middle Ear Surgery. Laryngoscope 93:1310−1313
Siedentop KH, Schobel H (1991) Stapedectomy modified by the Application of Fibrin Tissue Adhesive. Am J Oto 12/6:443−445

III. Kopf-Hals-Bereich

Ausgesuchte Beispiele der rekonstruktiven Praxis im Kopf-Hals-Bereich, Schwerpunkt: Ohrmuschelrekonstruktion

H. Weerda

Es ist der Traum eines jeden Chirurgen, eine Verbindung der Wundflächen so vorzunehmen, daß möglichst wenig sichtbare Narben bleiben und die Entfernung der Nähte nicht notwendig wird; eine Vereinigung durch Kleben ist hier die ideale Möglichkeit des Wundverschlußes.

So haben bereits vor 4000 Jahren die Ägypter in Honig getränkte Leinenstreifen verwendet, Hunter verwendete 1772 Gips-Klebestreifen. Seit dem Ende der 50er Jahre wurden Cyanoacrylate zur Verklebung von Wunden eingesetzt. Leider haben sich die Erwartungen, die in diese Kunststoffkleber gesetzt wurden, nicht realisiert. Es kam zur Separation von Wunden, und auch nach Jahren konnten noch Kunststoffpartikel im Wundgebiet nachgewiesen werden.

Auch Resorcin-Kleber zeigten eine umständliche Anwendung und zum Teil toxische Reaktionen.

Mit Einführung der Fibrin-Kleber Ende der 70er Jahre haben wir heute endlich eine Möglichkeit in der Hand, einige der chirurgischen Klebe-Träume zu verwirklichen.

Ich möchte in dem kurzen Abriß meines Vortrages lediglich auf (ein paar Einzelpunkte und) einige Operationsmethoden hinweisen, bei denen sich der Einsatz des Fibrin-Klebers besonders bewährt hat.

1. „Geschlossene" Trachealplastik nach Weerda

Mitte der 70er Jahre haben wir begonnen, bei der Chirurgie der langen starren Stenosen statt einer offenen Rinnenbehandlung eine sogenannte „geschlossene Rekonstruktion" durchzuführen. Die Vorder- und die Hinterwand der Luftröhre und − wenn nötig − des Kehlkopfes wurden gespalten und ein Perichondrium-Rippenknorpel-Schiffchen (Abb. 1 a) eingenäht und *eingeklebt* (Abb. 1 b). Ein Silikon-Rohr wurde zur Abstützung der Luftröhre eingenäht und die Vorderwand mit einem auf der langen Kehlkopf-Muskulatur gestielten, myokutanen Insellappen (Abb. 1 c) verschlossen. Zusätzlich wurde diese Vorderwand durch Einziehen von Knorpelstreifen verstärkt. Die Abdichtung der Trachea erfolgte wieder mit Fibrin-Kleber. Die wesentlich besseren Erfolge (Abb. 1 d) dieser Operationsmethode gegenüber der einfachen Rinnenbehandlung und der Rinnenbehandlung nach Rethi konnten statistisch gesichert werden.

B. Freigang/H. Weerda (Hrsg.)
Fibrinklebung in der Otorhinolaryngologie
© Springer-Verlag Berlin Heidelberg 1992

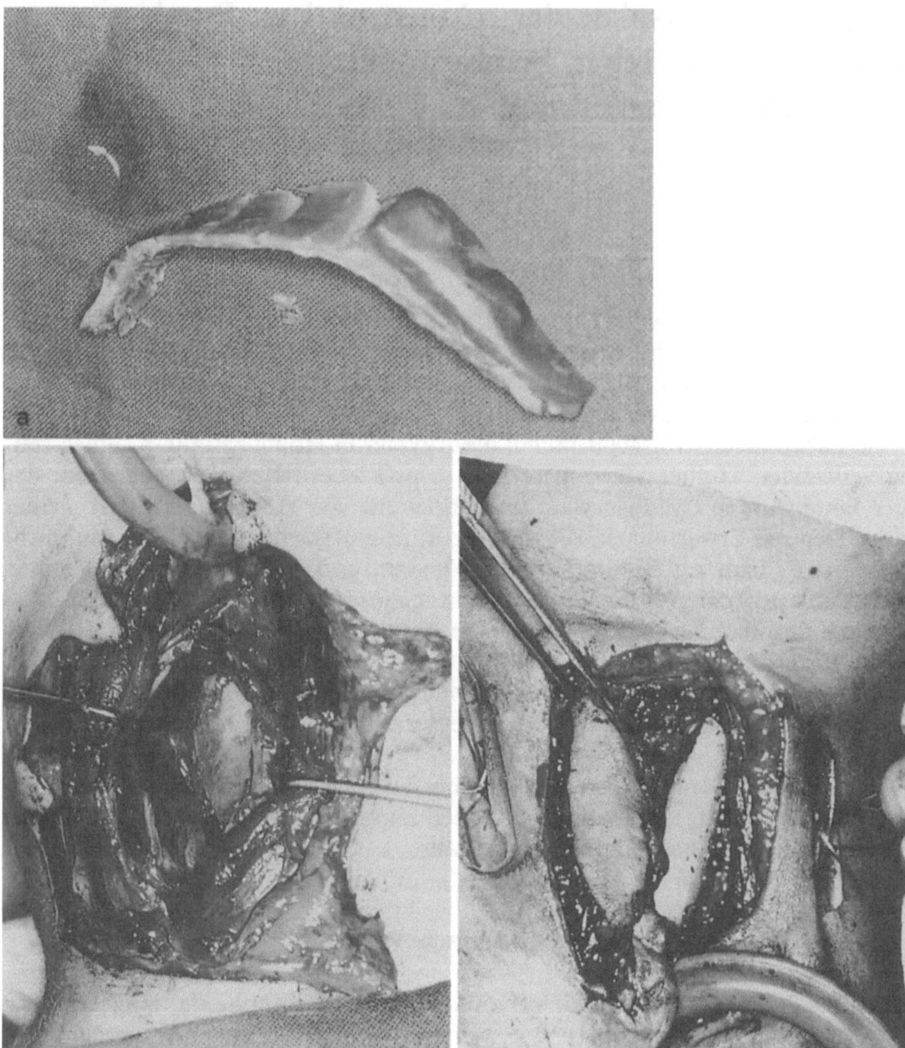

Abb. 1. a Perichondrium-Knorpelschiffchen: Durch keilförmige Querinzision gute Mobilität des Transplantates. **b** Einkleben und Einnähen des Knorpel-Perichondriumschiffchens in die aufgetrennte Trachealhinterwand. **c** Einsetzen eines Silikonrohres als Platzhalter. Ein myokutaner, auf der langen Kehlkopfmuskulatur gestielter Insellappen wurde für die Vorderwandrekonstruktion umschnitten

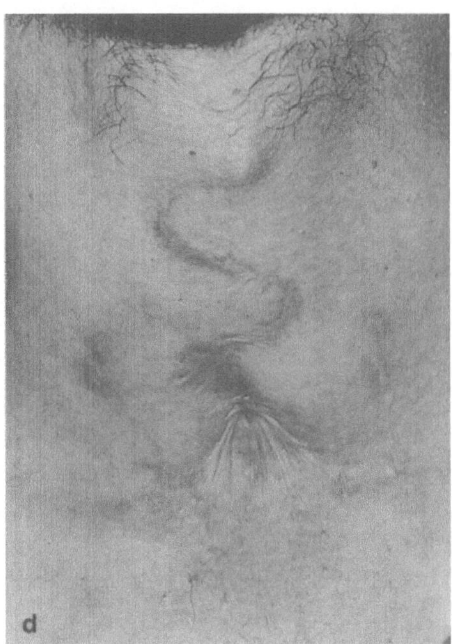

Abb. 1d. Zustand ein halbes Jahr nach Rekonstruktion der Luftröhre mit der von uns entwickelten „geschlossenen" Trachealplastik

2. Einkleben freier Hauttransplantate

Während beim Einkleben freier Hauttransplantate im mimisch bewegten Gesicht zusätzlich über Tupfer geknüpfte Nähte notwendig werden (Abb. 2), kann im relativ unbewegten Bereich wie Schädelkalotte etc. (Abb. 3) ein Spalthauttransplantat ohne zusätzliche Naht eingeklebt werden (Abb. 3, 4).

Haben wir früher etwa 20% der freien Hauttransplantate verloren, so konnten wir in den letzten 15 Jahren besonders bei der Verwendung großer Vollhauttransplantate in der Mißbildungschirurgie der Ohrmuschel (Abb. 5) etwa 180 solcher freien Transplantate ohne Verluste einkleben.

3. Klebung bei sehr blutreichen Lappen und zur Vermeidung von Hämatomen

Bei dem Einsatz des von uns bereits früher angegebenen Myo-Mukosa-Lappens kleben wir zusätzlich zur Naht den Lappen ein, da es im Zungenbereich immer wieder zu Blutungen kommt (Abb. 6). Auch bei Verwendung großflächiger Lappen auf einer profilreichen Fläche wie im Bereich des Sulcus auricularis und auf der Ohrmuschelrückseite (Abb. 7) hat sich der Einsatz des Fibrin-Klebers bewährt. Wichtig für uns ist ein sehr dünner, flächiger Auftrag und eine langsame Abbindung, um genügend Zeit für das Aufmodellieren der freien Transplantate und der Lappen zu erhalten.

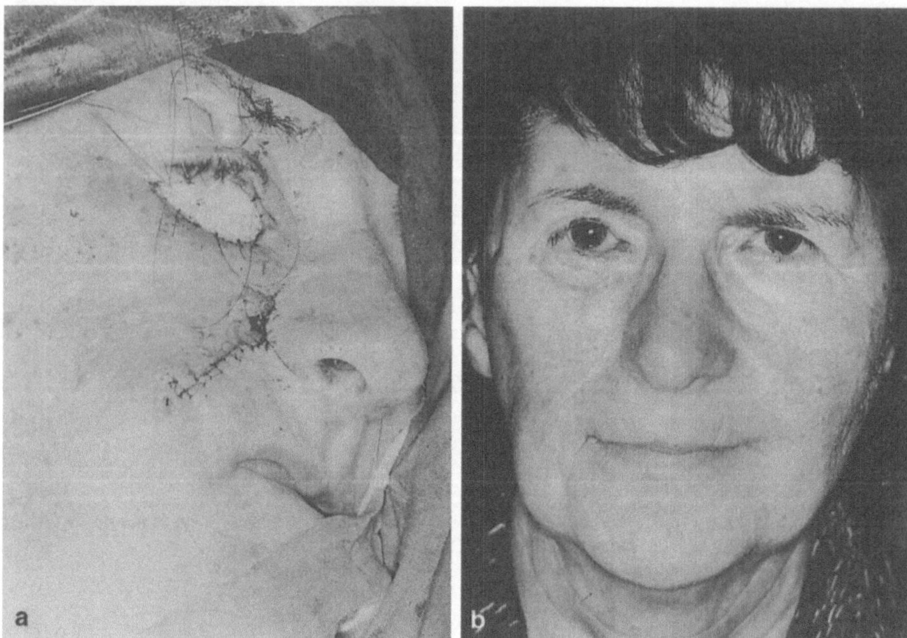

Abb. 2. a. Geklebtes und eingenähtes Vollhauttransplantat bei Ektopium des Unterlides nach Tumorchirurgie. Die langgelassenen Fäden werden über einen Tupfer geknüpft. **b** Zustand ein Jahr nach Rekonstruktion

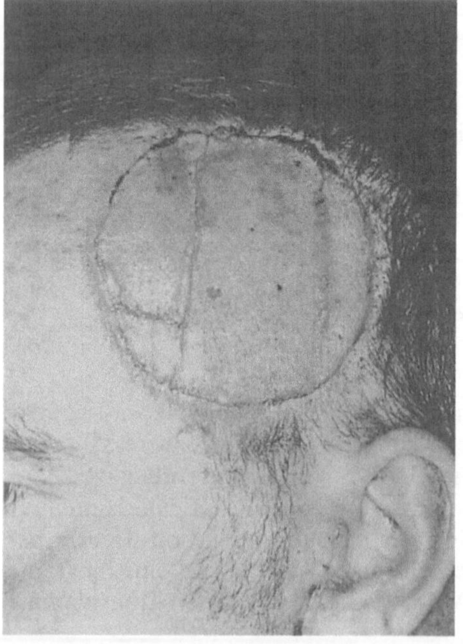

Abb. 3. Ohne zusätzliche Naht eingeklebte dicke Spalthauttransplantate nach Tumor-exstirpation

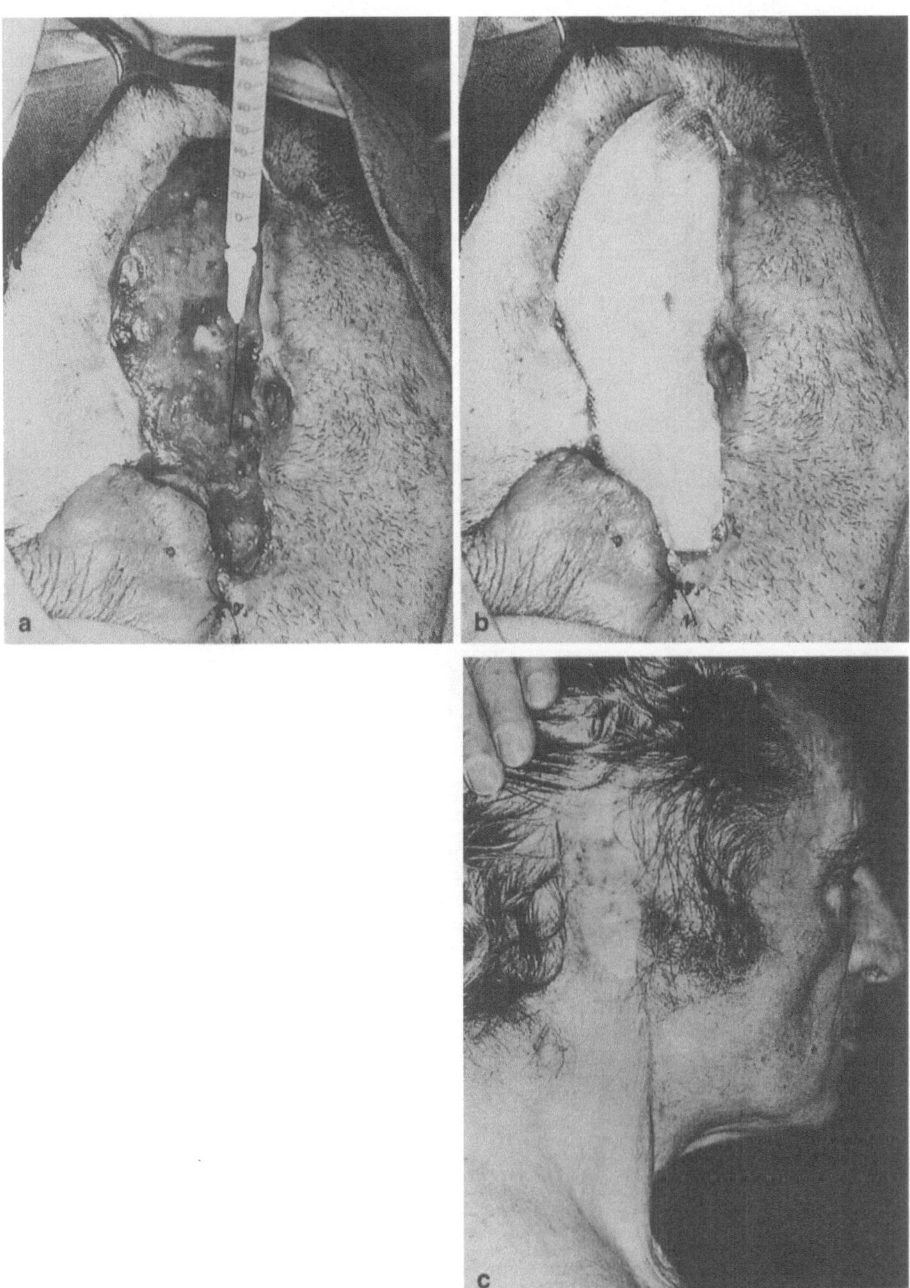

Abb. 4. a Zustand nach Ablatio auris nach Karzinom-Rezidiv. Fibrin-Kleber wird in Einzelkomponenten dünn aufgetragen. **b** Eingeklebtes freies Transplantat ohne zusätzliche Sicherung durch Nähte. **c** Ein Jahr nach der Spalthauttransplantation

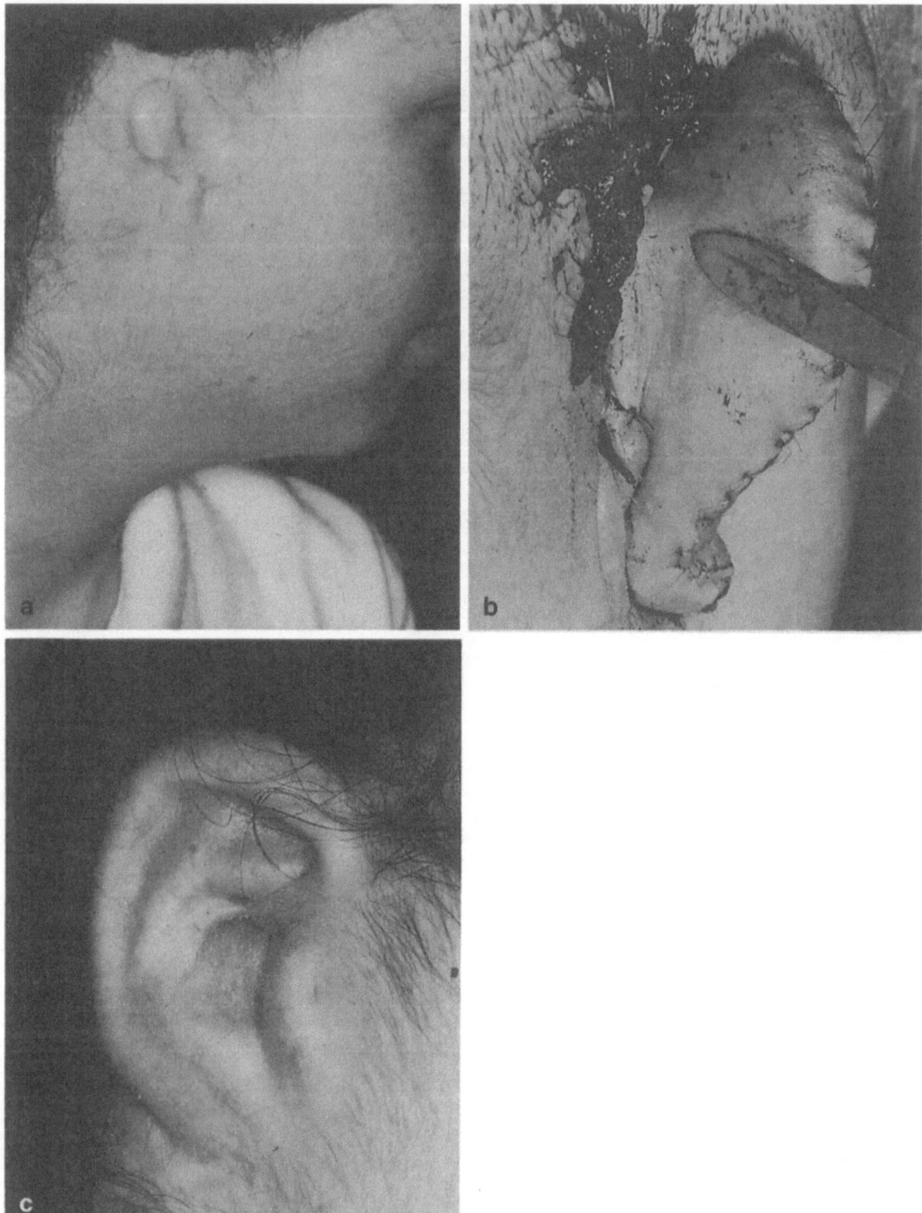

Abb. 5. a Mikrotie III. Grades. **b** Nach Abheben der mit Rippenknorpel rekonstruierten Ohrmuschel Einkleben und Einnähen des dicken Spalthauttransplantates. **c** Rekonstruierte Ohrmuschel

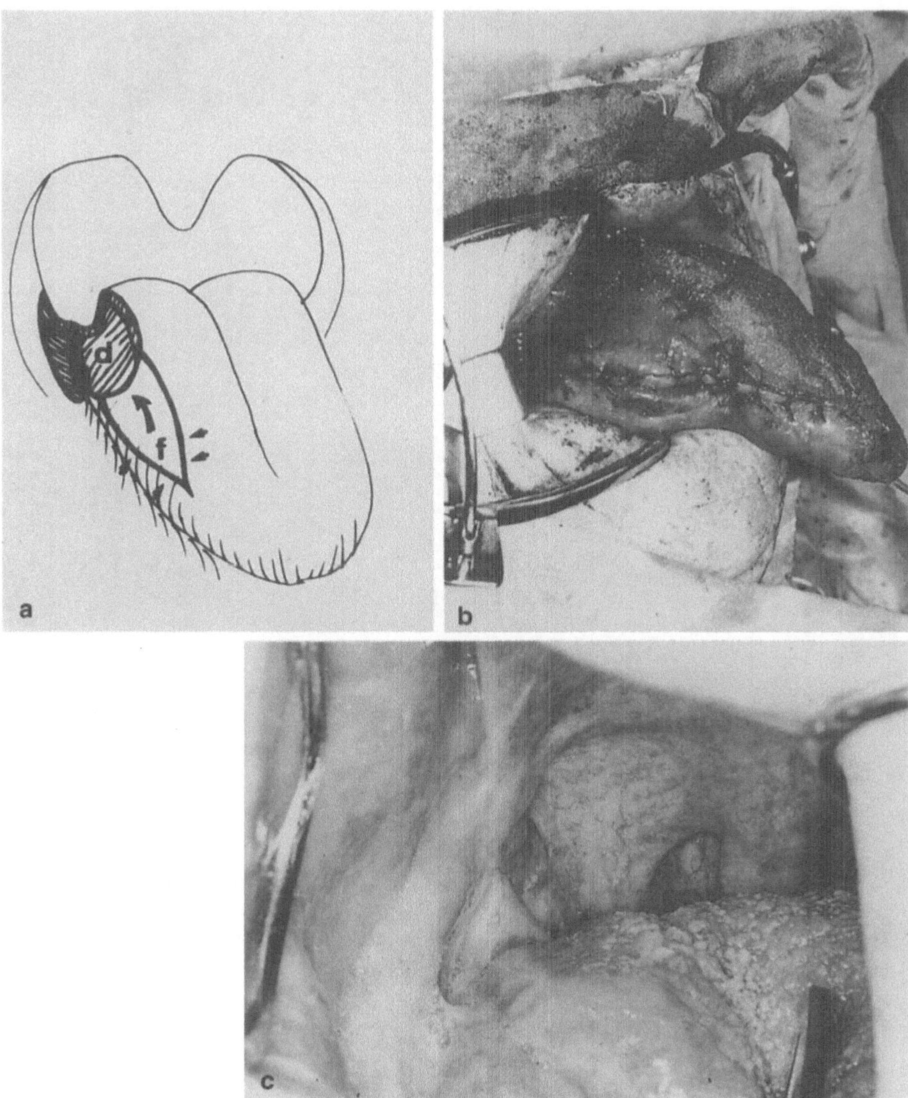

Abb. 6. a Schematische Darstellung der Deckung eines Zungendefektes mit einem Myo-Mukosa-Gleitlappen. **b** Der Lappen wurde eingeklebt und eingenäht und der Defekt so gedeckt. **c** Zustand ein Jahr nach Tumorexstirpation und Defektdeckung

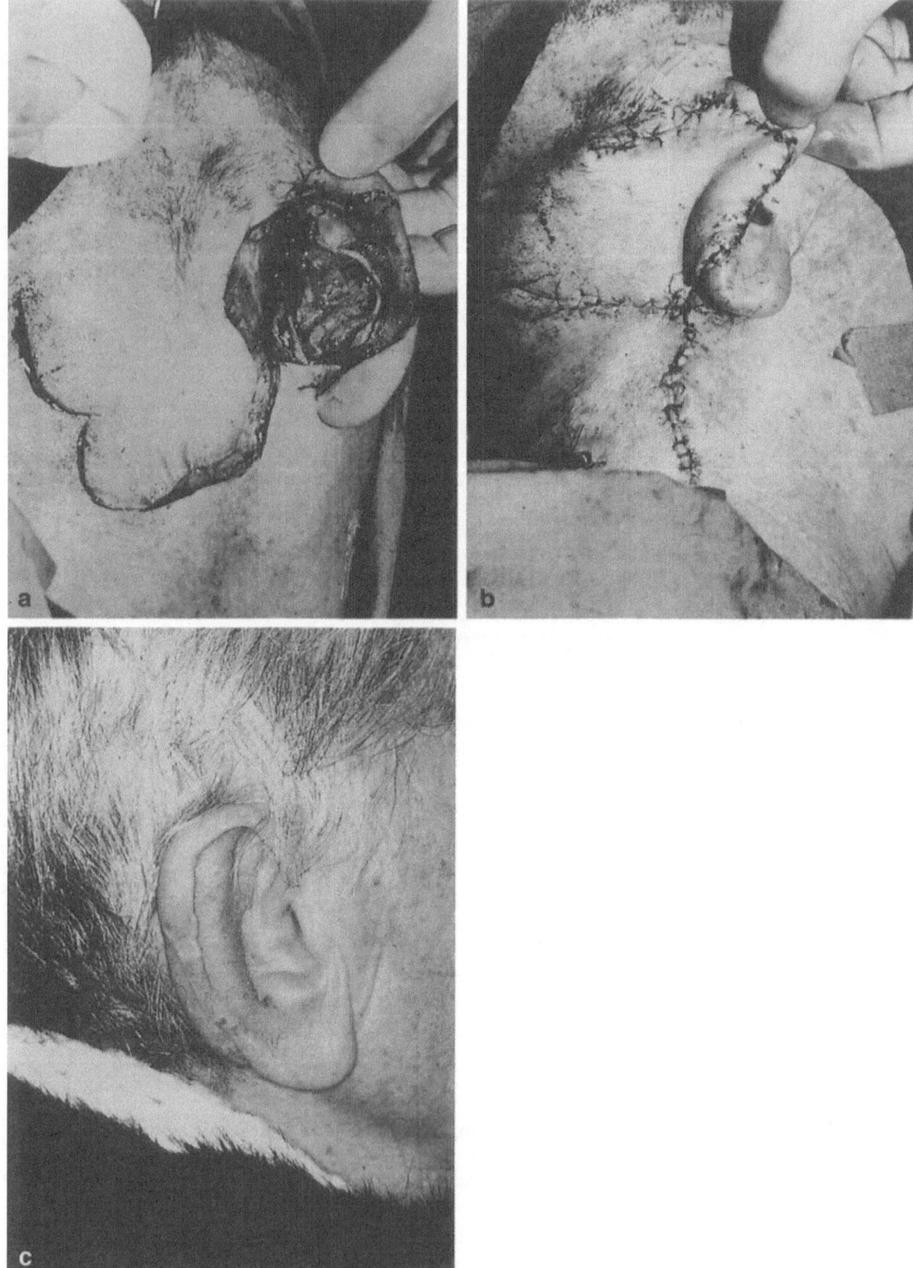

Abb. 7. Rekonstruktion eines großen, postaurikulären Defektes durch Aufkleben und Aufnähen eines Doppelrotationslappens der retroaurikulären Region

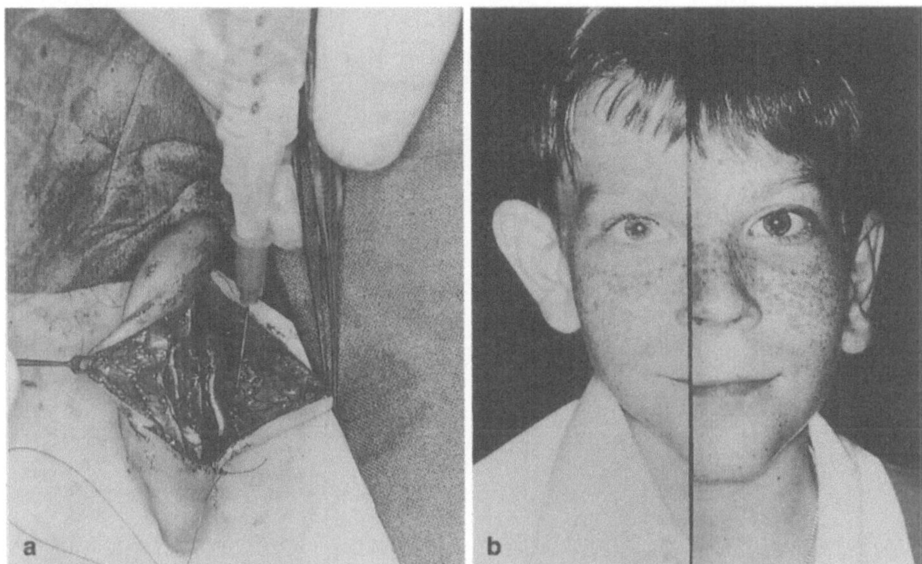

Abb. 8. a Zustand nach Otoplastik. Die postaurikuläre Haut wird aufgeklebt, der Sulkus so gut ausgeformt. **b** Abstehende Ohrmuschel: prä- (*rechts*) und postoperatives (*links*) Ergebnis

Ganz besonders gerne setze ich auch den Fibrin-Kleber bei der Ohrmuschel-Anlegeplastik ein, da sich einmal ein postaurikuläres Hämatom sicher vermeiden läßt und der Sulcus auriculo-temporalis durch Einkleben der postaurikulären Haut sehr schön ausgeformt werden kann. Wir modellieren so einen gut definierter Übergang von der Ohrmuschel auf das Mastoid (Abb. 8).

Zusammenfassend darf ich sagen, daß in der vielfältigen Chirurgie unseres Faches der Fibrin-Kleber für uns ein nicht mehr wegzudenkender Gehilfe einer erfolgreichen plastisch-rekonstruktiven Chirurgie geworden ist.

Auch wenn der Einsatz von Fibrin-Kleber nicht ganz billig ist, so ist durch die Verminderung der Komplikationen und den geringen Verlust von freien Transplantaten letztendlich der Einsatz wirtschaftlich gerechtfertigt.

Fibrinklebung in der plastischen Chirurgie im Kopf- und Halsbereich: Bewährtes und Neues

O. STAINDL

Nach den ersten experimentellen und klinischen Veröffentlichungen über die „Gewebeklebung mit Fibrin", die auf dem Boden der Universität Wien von Matras, Spängler, Braun, Holle etc. entwickelt wurde, haben wir an der Hals-Nasen-Ohren-Abteilung der Landeskrankenanstalten Salzburg seit 1974 den Gewebekleber bei verschiedenartigsten Operationen im Bereiche der Otorhinolaryngologie und der plastischen Chirurgie im Kopf- und Halsbereich angewandt. Gerade die plastische und rekonstruktive Chirurgie, die in den meisten Fällen eine „Oberflächenchirurgie" darstellt, schien uns im besonderen Maße geeignet, die Tauglichkeit, aber auch die Grenzen des damals neuen Verfahrens zu dokumentieren. Im Rückblick auf die nahezu 16jährige eigene Erfahrungszeit kann über Anwendungsgebiete und Indikationen berichtet werden, bei denen die Fibrinklebung teils eine operationstechnische Erleichterung, teils eine höhere postoperative Sicherheit und in Einzelfällen auch neuartige Therapiekonzepte ermöglicht hat.

Aus Gründen der Systematik unterschieden wir drei Gruppen von Operationsindikationen, bei denen uns die Verwendung des Fibrinklebesystems sinnvoll erschien:

1. die lokale Blutstillung
2. die reine Klebetechnik, bei der die Gewebesynthese ohne Verwendung chirurgischer Nähte erzielt wurde und
3. das kombinierte Naht-Klebe-Verfahren.

Es ist zu betonen, daß eine derartige Einteilung lediglich aus Gründen der Systematik erfolgte, und sich die genannten Indikationen im jeweiligen Einzelfall ergänzen und überschneiden.

1. Lokale Blutstillung

Wie am Beispiel der Chirurgie an parenchymatösen Organen gezeigt werden konnte, ist der Fibrinkleber in der Lage, kleine bis mittelgroße Blutungen durch flächenhafte „Versiegelung" zu stillen.

Diese Eigenschaft kann auch in der plastischen Chirurgie des Gesichtes genutzt werden, insbesondere bei der Versorgung von flächenhaften Blutungen, etwa nach Abtragung eines Rhinophyms, nach Dermabrasion oder Entnahme von Spalthauttransplantaten. Derartige Wundflächen werden mit einem dicken Fibrinfilm, der mit Hilfe des Sprayverfahrens aufgebracht wird, „versiegelt". Er

B. Freigang/H. Weerda (Hrsg.)
Fibrinklebung in der Otorhinolaryngologie
© Springer-Verlag Berlin Heidelberg 1992

dient zur Blutstillung, stellt aber gleichzeitig einen physiologischen Eiweißfilm als „Epithelverband" dar. Das Fibringerinnsel trocknet allmählich ein und kann nach wenigen Tagen als trockene Kruste abgehoben werden. In der Zwischenzeit hat zumeist die vollständige Epithelialisierung der Wundfläche stattgefunden. Die flächenhafte Blutstillung und die beschleunigte Wundheilung sowie gute kosmetische Spätresultate stellen objektivierbare Vorteile des Klebeverfahrens dar.

Während wir bei den genannten Eingriffen jedoch nur eine *relative* Indikation zur Verwendung des Fibrinklebers sehen, besteht unserer Auffassung nach eine *absolute* Indikation in jenen Fällen, bei denen plastisch-rekonstruktive Eingriffe an *gerinnungsgestörten* Patienten vorgenommen werden müssen. Dies betrifft vor allem jene Patienten, die antikoaguliert sind oder an einer hämorrhagischen Diathese leiden.

Bei hämorrhagischer Diathese ist die Blutkoagulation nicht nur quantitativ vermindert und die Quervernetzung des gebildeten Fibrins durch Thrombinmangel wesentlich verzögert, das Koagel weist auch qualitativ durch unvollständige Aktivierung des Faktors XIII eine verminderte Festigkeit auf. Der Faktor XIII stellt aber über die Fibrinstabilisierung hinaus ein wesentliches Stimulans zur Fibroblasteneinsprossung und damit für die Einleitung der Wundheilung dar. Der enge Zusammenhang zwischen gestörter Hämostase und Wundheilung bei Patienten mit hämorrhagischen Diathesen stellt die Indikation zur lokalen Anwendung hochkonzentrierten Fibrinogens unter Thrombinzusatz als Hämostyptikum und gleichzeitig als Induktor einer ungestörten Wundheilung dar.

In ähnlichem Ausmaß wie die Patienten mit hämorrhagischer Diathese besteht auch bei antikoagulierten Patienten das Risiko von Blutungen im Operationsbereich. Zur Prophylaxe einer derartigen Komplikation und gleichzeitiger Umgehung des Risikos der Unterbrechung der Antikoagulantientherapie (Thrombose, Embolie) verwenden wir den Fibrinkleber routinemäßig.

2. Gewebeklebung ohne Verwendung chirurgischer Nähte

Die Indikation zu dieser Operationstechnik besteht vor allem bei der Verwendung von Transplantaten oder Implantaten mit dem Ziel, eine flächenhafte Fixierung des frei transplantierten Gewebes zu erzielen. Dies gilt vor allem für Defektdeckungen im Bereiche des Schädeldaches, wenn Vollhaut- oder Spalthauttransplantate nach Abtragung der Tabula externa auf die stark vaskularisierte Diploe fixiert werden sollen. Die flächenhafte Transplantatfixierung in Kombination mit dem blutstillenden Effekt stellt eine sinnvolle Indikation zur Verwendung des Klebers dar.

Ähnliches gilt für die Implantation von Knorpel- und Knochenspänen im Rahmen der rekonstruktiven Nasenchirurgie. Sowohl beim Aufbau des Septums als auch in der Therapie der Sattelnase können autologe Rippenknorpelimplantate stabil und sicher im jeweiligen Empfängerbett in der gewünschten Position fixiert werden.

3. Das kombinierte Naht-Klebe-Verfahren

Darunter verstehen wir ein operationstechnisches Verfahren, welches sich vor allem bei großen Lappenplastiken bewährt hat. Dabei erfolgt die Vereinigung der Wundränder durch punktuelle, konventionelle Nahtmethoden, zusätzlich wird eine flächige Gewebeverklebung, beginnend am Lappenstiel bis zum peripheren Lappenende durchgeführt.

Als Beispiel für die genannten Indikationen folgender Fallbericht:
Die Abbildung 1 zeigt ein ausgedehntes Basaliom der Stirnregion mit Einbruch in die Stirnhöhle. Nach Resektion des Tumors und Abtragung der Stirnhöhlenhinterwand wurde an umschriebener Stelle eine Duraresektion durchgeführt (Abb. 2). Die Versorgung des Duradefektes erfolgte mit einem lyophyllisierten Transplantat, welches flächenhaft mit Fibrinkleber fixiert wurde.
Der Stirndefekt wurde mit einem Schwenklappen aus der unbehaarten kontralateralen Stirnregion gedeckt, wobei in den Lappen die Galea aponeurotica miteinbezogen wurde. Nach flächiger Lappenverklebung erfolgte die chirurgische Naht an den Wundrändern. Der resultierende Defekt an der linken Stirnseite wurde nach Abtragung der Tabula externa mit einem freien Spalthauttransplantat gedeckt (kombinierte Naht-Klebe-Methode). Die Abbildung 4 zeigt das postoperative Resultat nach einem Jahr.
Abschließend sehen wir im Rückblick auf die vergangenen Jahre, in denen wir uns mit der Fibrinklebung im Rahmen der plastisch-rekonstruktiven Chirurgie im Kopf- und Halsbereich beschäftigt haben, folgende Vorteile des Verfahrens:

1. Das Fibrinklebesystems besteht aus Substanzen, die physiologischerweise im Organismus vorkommen. Fibrin, welches die Grundlage aller reparativen Vor-

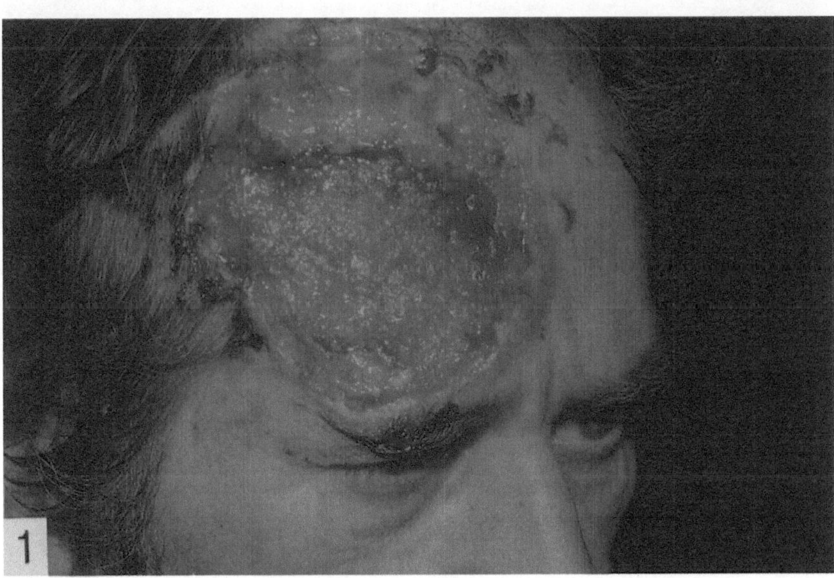

Abb. 1

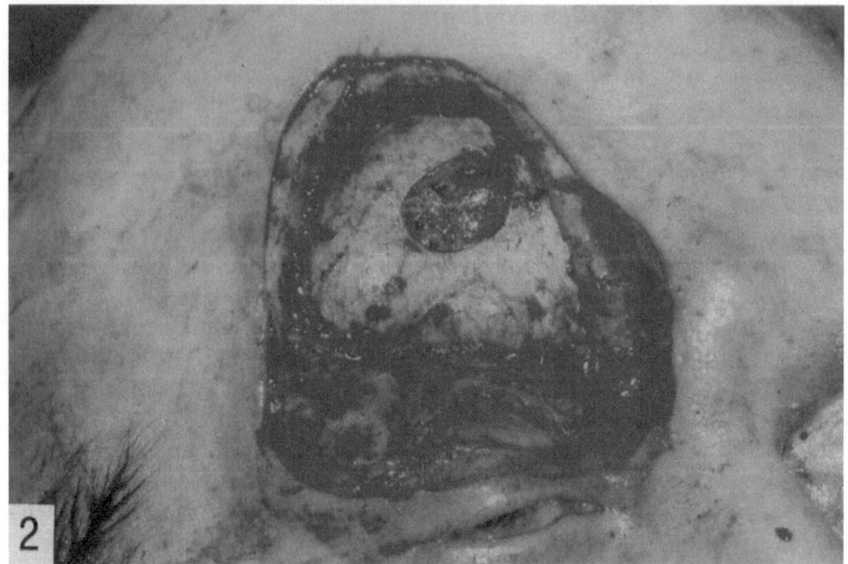

Abb. 2

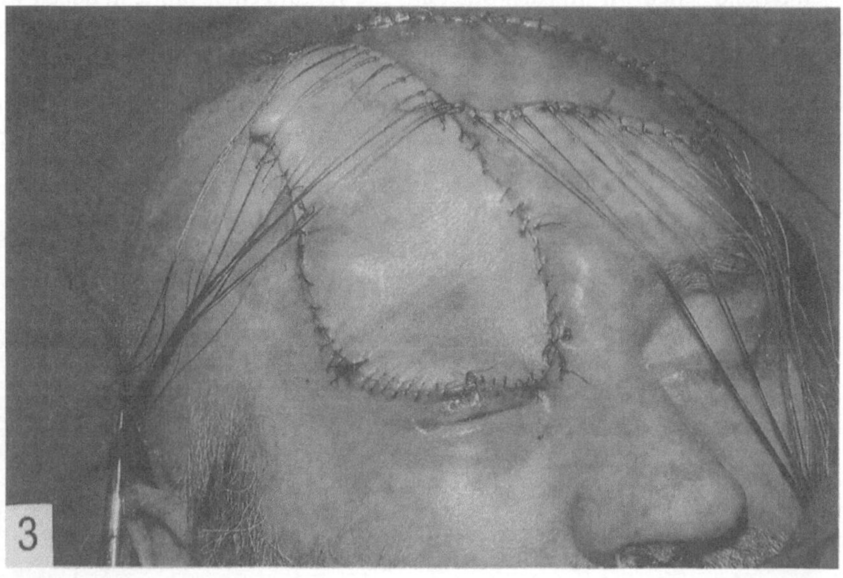

Abb. 3

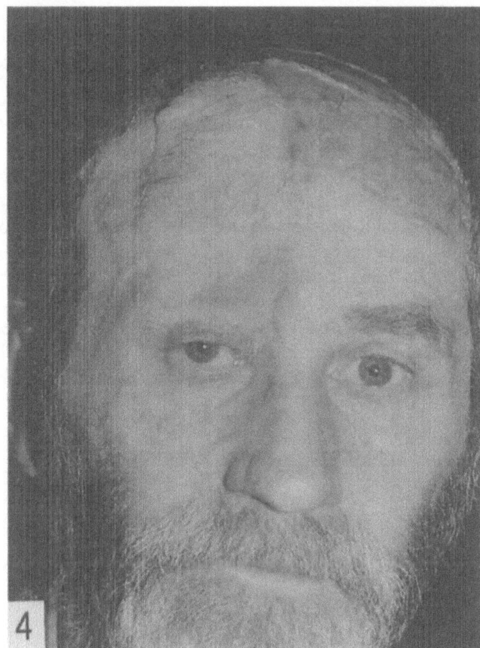

Abb. 4

gänge darstellt, kommt in hochkonzentrierter Form zur Anwendung und scheint somit die verschiedenen Phasen der Wundheilung zu beschleunigen und zu fördern.

2. Der Kleber unterliegt der Fibrinolyse, er stellt also keinen im Organismus persistierenden Fremdkörper dar.

3. Das Klebeverfahren ermöglicht eine flächenhafte Gewebevereinigung, bei der Hohlraumbildungen, etwa im Rahmen von Lappenplastiken, vermieden werden können.

4. Durch die Versiegelung flächenhafter Blutungsquellen, insbesondere aus Knochenwunden (Diploe), wird eine erhöhte Sicherheit in der Einheilung von Transplantaten gewährleistet, da Blutungen zwischen Empfängerbett und Transplantat vermieden werden.

5. Gegenüber synthetischen Klebern bestehen die Vorzüge der Elastizität und der fehlenden Toxizität und Antigenität.

6. Der Kleber ist nicht geeignet, die chirurgische Naht generell zu ersetzen. Er kann jedoch eine wesentliche Unterstützung und Ergänzung konventioneller chirurgischer Methoden darstellen. Der Kleber soll auch nicht dazu verwendet werden, operationstechnische Fehler zu kompensieren oder eine exakte chirurgische Technik zu ersetzen. Bei entsprechender Indikation stellt er jedoch eine wertvolle Bereicherung der operativen Möglichkeiten der plastisch-rekonstruktiven Chirurgie dar.

Literatur

Matras H, Dinges HP, Lassmann H, Mamoli B (1972) Zur nahtlosen interfaszikulären Nerven-
  transplantation im Tierexperiment. Wr Med Wschr 122:517−523
Spängler HP, Holle J, Braun F (1974) Prinzip der Fibrinklebung. Langenbecks Arch Chir
  [Suppl] Chir Forum 249:250
Spängler HP (1976) Gewebeklebung und lokale Blutstillung mit Fibrinogen, Thrombin und
  Blutgerinngsfaktor XIII. Wr Klin Wschr 88 [Suppl]:49:1−18
Staindl O (1984) Fibrinklebung bei der Rekonstruktion von Weichteildefekten nach Tumorresek-
  tion. In: Scheele J (Hrsg) Fibrinklebung. Springer, Berlin Heidelberg New York, S 244−255
Staindl O (1985) Indications of the Fibrin Sealant in Facial Plastic Surgery. In: Facial Plastic
  Surgery, vol 2. Thieme, New York, 323−340
Staindl O (1986) The Use of Fibrin Sealant in Patients with Rhinophyma. In: Schlag G, Redl
  H (eds) Fibrin Sealant in Operative Medicine: Plastic Surgery − Maxillofacial and Dental
  Surgery − vol 4. Springer, Berlin Heidelberg New York Tokyo, pp 63−70

IV. Traumatologie

Duraverletzungen der Frontobasis

B. Freigang, G. Marggraff und B. Christoph

Unsere Erfahrungen basieren auf der Behandlung von 181 Patienten mit frontobasalen Frakturen, die 1975 bis 1988 in der Hals-Nasen-Ohren-Klinik der Medizinischen Hochschule Magdeburg stationär behandelt wurden. Hauptsächlich handelte es sich um Verkehrsunfälle (66,8%), besonders Zweiradunfälle, welche die
Altersverteilung (Abb. 1) mit einem Häufigkeitsgipfel im Bereich von 15 bis
25 Jahren (40,8%) bedingten. Die Schwere der Verletzungen wird sehr gut mit der
Bewußtlosigkeitsdauer beschrieben, die in Abb. 2 dargestellt ist. Zwei Drittel unserer Patienten hatten primär eine Störung des Bewußtseins. Nach der Einteilung
der Schweregrade nach Tönnies und Löw (1953) ergaben sich der Grad I in 41,2%,
Grad II in 5,9% und Schweregrad III in 52,9% der Fälle. In unserem Patienten-
kollektiv traten präoperativ folgende Symptome bzw. Komplikationen auf (Tabelle 1).

Von den 181 rhinobasalen Frakturen wurden 162 (90%) operativ versorgt, nur
10% einer konservativen Therapie zugeführt. Während der Operation zeigte sich
bei 138 Patienten eine Duraverletzung. Die Abb. 3 gibt die Verteilung der Lokali-
sationen der Duradefekte an. Die Größe der Defekte reichte von stecknadelkopf-
großen Einrissen bis zu 5 cm langen Defekten, in Einzelfällen war die gesamte

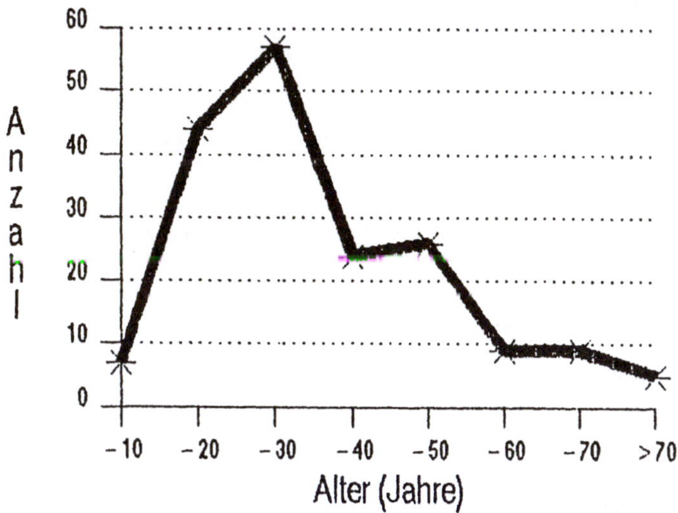

Abb. 1. Altersverteilung der Patienten mit frontobasalen Frakturen (n = 181)

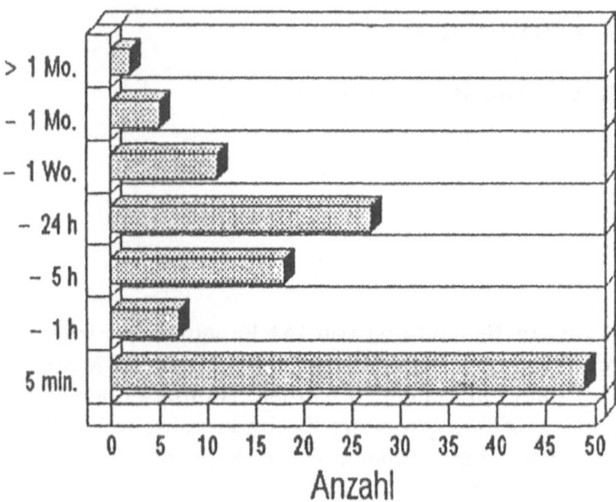

Abb. 2. Verteilung der Dauer der Bewußtlosigkeit bei Patienten mit frontobasalen Frakturen

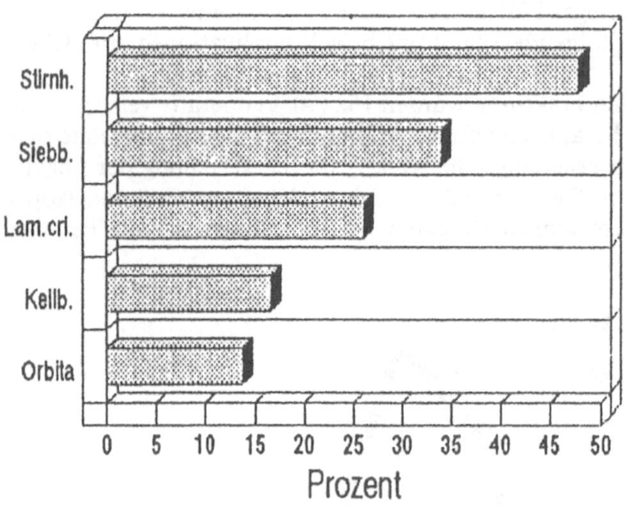

Abb. 3. Lokalisation und Anteil der Duraverletzungen

Tabelle 1. Präoperative Komplikationen

– Rhinoliquorrhoe	111
– Beteiligung des N. opticus mit Visusminderung bzw. -verlust	45
– Epidurales Hämatom	13
– Bulbusverletzung	8
– Meningitis	9
– Pneumatozele	7
– Subdurales Hämatom	6

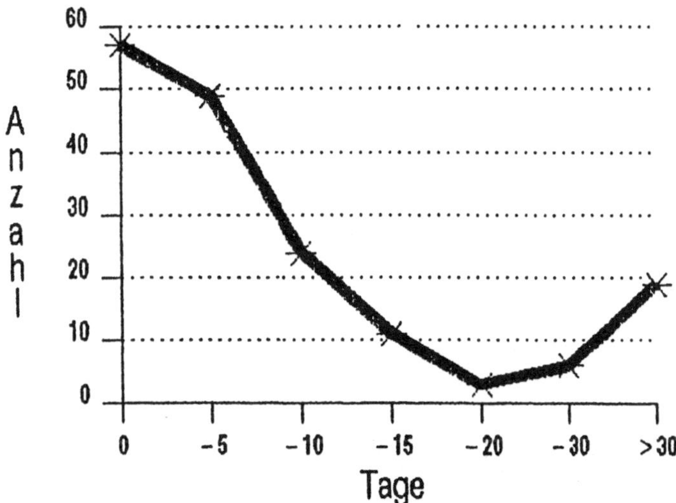

Abb. 4. Häufigkeitsverteilung des Intervalls zwischen Unfall und Operation in Tagen

Dura der vorderen Schädelbasis zerstört. Entscheidend für den Erfolg der Behandlung sind neben der Schwere der aufgetretenen Verletzungen und der Bewußtseinslage die Zeit zwischen dem Unfall und der Operation sowie die Qualität der Duraplastik. Wir waren bestrebt, nach Stabilisierung der Kreislaufverhältnisse und nach Ausschluß intrazerebraler Blutungen sowie Versorgung anderer vitalbedrohender Verletzungen die Revision der vorderen Schädelbasis so früh wie möglich durchzuführen. In Abb. 4 ist das Intervall zwischen Unfall und Operation als Verteilung dargestellt. Ein Drittel aller Verunfallten wurde noch am gleichen Tag versorgt, im Verlaufe der ersten Woche operierten wir den Hauptteil der Patienten. Längere Intervalle traten nur durch Verlegungen aus anderen Einrichtungen oder bei polytraumatisierten Patienten auf.

Die Frakturen der vorderen Schädelbasis fanden sich vorrangig im Bereich des Siebbeindaches und der Stirnhöhlenhinterwand. Auch die Lamina cribrosa war häufig in die Fraktur mit einbezogen. Seltener waren die Keilbeinhöhle bzw. der Orbitabereich betroffen. Die Frakturen lagen teilweise beidseitig vor, eine Kombination von Verletzungen mehrerer Nasennebenhöhlen trat häufig auf. Als operativen Zugang wählten wir ein transfrontales-transethmoidales Vorgehen mit den Hautschnitten nach Killian bzw. nach Unterberger. Die Frakturen wurden übersichtlich dargestellt, der Knochen an der Schädelbasis unter Schonung der äußeren Konturen so weit entfernt, bis die Duraverletzung vollständig freigelegt war. Je nach Größe des Defekts konnte eine direkte Naht erfolgen oder mußte die Unterfütterung der Schädelbasis mit Fascia lata, Galeaperiost oder in Einzelfällen mit lyophilisierter Dura vorgenommen werden. Diese Materialien wurden mit Fibrinkleber an der Dura und am Knochen fixiert. Die Tabelle 1 gibt das Material zum Duraverschluß und die Anzahl der Versager an. Besonders günstig erwiesen sich die Einlage einer Muskelplombe auf das Transplantat und die zusätzliche Bedeckung mit einem großen Nasenschleimhautlappen. Trotz sorgfältiger Präpara-

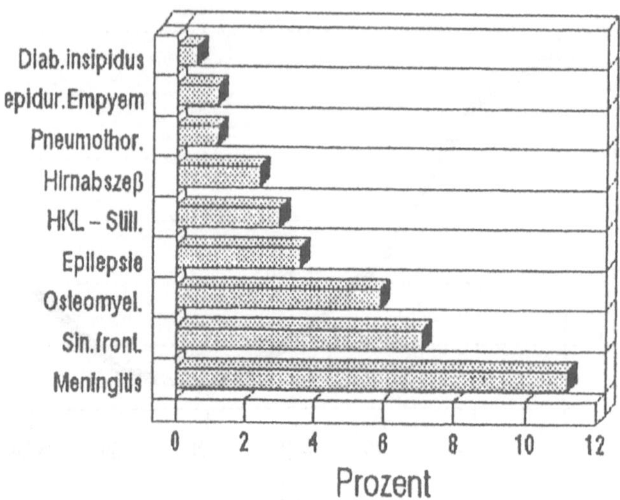

Abb. 5. Art und Anzahl der postoperativen Komplikationen nach Frontobasisfrakturen

Tabelle 2. Verwandtes Material zum Duraverschluß und Anteil der noch postoperativ bestehenden Liquorfisteln

Material	Gesamt-Operationen	davon postoperative Rhinoliquorrhoe
Galeaperiost	61	13
Fascia lata und Muskel	50	5
Direkte Naht	45	6
lyophilisierte Dura	8	6

Tabelle 3. Lokalisation des Duradefektes bei Erst- und Nachoperationen

Ort der Duraverletzung	Primär-Operation	Nach-Operation
Stirnhöhlenhinterwand	14	5
Pars frontalis ossis ethmoidales	9	2
Lamina cribrosa (!)	6	4
Os sphenoidale	4	1
keine Fistel	0	6

tion kam es bei 30 Patienten zu einer postoperativen Rhinoliquorrhoe, von denen 15 Patienten extradural nachoperiert wurden. Die Tabelle 2 zeigt die Verteilung der Duradefekte beim Erst- und Zweiteingriff. Bei der Analyse der Ursachen einer anhaltenden Rhinoliquorrhoe wurden eine zusätzliche Fistel bei 8 Patienten, ein insuffizienter Duraverschluß bei 3 Patienten und eine ausgedehnte Duranekrose im Bereich der Verletzung bei zwei Patienten gefunden. Ungünstige Ergebnisse traten in unserem Krankengut bei der Verwendung von lyophilisierter Dura auf. Insgesamt bestand nach der primären rhinochirurgischen Behandlung bei 3,6% der Patienten der klinische Verdacht einer Rhinoliquorrhoe.

Betrachtet man die postoperativen Komplikationen, die bei 61 Patienten auftraten, so fallen die Häufung der entzündlichen Komplikationen — vor allen Dingen Meningitis, Osteomyelitis, Sinusitis frontalis — aber auch Hirnabszesse und epidurale Empyeme ins Auge. Obwohl diese Komplikationen alle antibiotisch beherrscht werden konnten, sollte man doch ihre Vermeidung anstreben. Einen wichtigen Hinweis gibt das Keimspektrum der Nase und der Nasennebenhöhlen, das wir bei unseren operativ behandelten Patienten erheben konnten. Zu 82,7 Prozent konnten Keime bei der mikrobiologischen Untersuchung angezüchtet werden. Hauptsächlich fanden sich dabei grampositive Kokken, davon 48,1% Staphylokokken. Andere nachgewiesene Bakterien waren:

- Streptokokken   11,1%
- Pseudomonas aeruginosa   9,9%
- Proteus   8,6%
- Colibakterien   4,9%
- Pneumokokken   3,7%.

Aus diesen Untersuchungsergebnissen möchten wir schlußfolgern, daß rhinobasale Frakturen mit Durazerreißung und Trümmerfrakturen der Nasennebenhöhlen immer antibiotisch abgeschirmt werden müssen. Besonders sorgfältig — möglichst nach Resistogramm — sollte die antibiotische Behandlung erfolgen, wenn der Unfall länger als 4 – 5 Tage zurückliegt.

In unserem Krankengut trat bei 7 Patienten ein Exitus letalis ein, das entspricht 3,9% aller Schädelbasisfrakturen. Sechs der Patienten hatten ein Polytrauma. Die Todesursachen nach Autopsiebefund waren Bronchopneumonie (4), Schocklunge (1), Fettembolie (1) und intrazerebrale Blutung (1). Die Therapie der traumatisierten Patienten bedarf einer ausgedehnten interdisziplinären Zusammenarbeit. Beginnend mit einer ausführlichen präoperativen Diagnostik einschließlich Computertomografie, allgemeinchirurgischer, neuro- und kieferchirurgischer sowie neurologischer und ophthalmologischer Konsiliaruntersuchungen, muß mit den Anästhesiologen und Intensivmedizinern der frühestmögliche Operationszeitpunkt festgelegt werden. Bei der Operation ist neben der Wiederherstellung von Funktionseinschränkungen der Nase und der Orbitae auf eine übersichtliche Darstellung der vorhandenen Duraverletzungen zu achten. Beim wasserdichten Verschluß der Durawunde ist die Fibrinklebung zur Sicherung des Transplantates und zur Fixation von Nasenschleimhautlappen sehr hilfreich. Besonders sorgfältig müssen die Gegend der Lamina cribrosa und das Os sphenoidale auf eventuelle Duraverletzungen abgesucht werden. In der postoperativen Phase sind eine Breitbandantibiotikaabschirmung mit liquorgängigen Medikamenten und eine intensive Überwachung, gegebenenfalls mit Computertomografiekontrolle, notwendig. Auf Grund von möglichen Spätkomplikationen sollten die Patienten über diese ausführlich aufgeklärt werden. Eine sorgfältige ambulante Nachkontrolle muß sich anschließen.

Literatur

Boenninghaus HG (1974) Rhinochirurgische Aufgaben bei der Chirurgie des an die Schädelbasis angrenzenden Gesichtsschädels. Arch Ohr- Nas- Kehlk-Heilk 207:1

Draf W (1986) Fibrinogen Glue in Reconstructive Surgery of the Skull Base. In: Schlag G, Redl H (eds) Fibrin Sealant in operative Medicine. Springer, Berlin Heidelberg New York

Escher F (1973) Das Schädelbasistrauma in oto-rhinologischer Sicht. Ein Überblick über drei Jahrzehnte. HNO 21:129−144

Freigang B, Marggraff G, Christoph B (1989) Zur Versorgung von Dura-Hirn-Verletzungen der vorderen Schädelbasis. Bilat. Symposium „Traumatologie in der Otorhinolaryngologie". Usti nad Labem

Kley W (1968) Die Unfallchirurgie der Schädelbasis und der pneumatischen Räume. Arch Ohr- Nas- Kehlk-Heilk 191:1

Lemke T, Beeger R (1989) Präoperative klinische, radiologische und nuklearmedizinische Diagnostik und intraoperativer Befund bei frontobasaler Liquorfistel. Laryng Rhinol 59:797−803

Nicklisch W, Richter J (1989) Zur Letalität des Polytraumas. Zentralbl Chir 114:1314

Nishihira S, McCaffrey TV (1988) The use of fibrin in glue for the repair of experimental CSF rhinorrhea. Laryngoscope 98:625−627

Probst R, Fiebach A, Moster A (1990) Frontobasale Frakturen beim Kind. Laryngo-Rhino-Otol 69:150−154

Unterberger S (1958) Zur Versorgung frontobasaler Verletzungen. Arch Otohinolaryngol 172:463

Osteoplastische Versorgung von Gesichtsschädelfrakturen und Fibrinklebetechniken bei Frontobasisverletzungen

F. X. BRUNNER

Einleitung

Frakturen des Geschichtsschädels sind in etwa 50% der Fälle mit Schädelbasis-frakturen kombiniert. Die Defekte der Schädelbasis erfordern zur Prophylaxe einer sekundären Meningitis einen sicheren Verschluß der Dura. Hinsichtlich des Gesichtsschädeltraumas sind bereits bei der Primärversorgung alle funktionellen und ästhetischen Gesichtspunkte zu berücksichtigen (Boenninghaus, Brunner, Kley).

Operationsindikationen und Operationstechnik

Ausgedehnte Zertrümmerungen des Mittelgesichts und der frontalen Schädelka-lotte machen in der Regel eine Zusammenarbeit zwischen HNO-Ärzten, Mund-Kiefer-Gesichts-Chirurgen und Neurochirurgen notwendig. Isolierte und zentrale Impressionsfrakturen des Stirn-Nasen-Pfeilers und der Stirnhöhlenvorderwand werden üblicherweise allein von rhino-chirurgischer Seite versorgt.

Als operativer Zugangsweg zur Rhinobasis hat sich — sofern keine Weichteil-verletzungen vorliegen — die koronare Schnittführung bewährt. Sie erlaubt eine exakte subperiostale Darstellung der Frakturen des gesamten Ober- und Mittelge-sichts, ohne daß zunächst Knochenfragmente entfernt werden müssen und zusätz-liche Schnitte im Gesicht erforderlich sind.

Sind Weichteilverletzungen über der Stirn, der Glabella oder den Supraorbi-talrändern vorhanden, ist es oft weniger Aufwand und auch bei nachfolgender ex-akter Wundversorgung auch nicht von Nachteil, diese Wunden im Sinne einer Ki-lianschnittführung oder Brillenschnittführung zu erweitern, um sich damit einen übersichtlichen Zugang vor allem auch zum hinteren Siebbein und zur Keilbein-höhle zu verschaffen.

Bei 58 Patienten mit Rhinobasisfrakturen, die in den Jahren 1986 bis 1988 an der HNO-Klinik Würzburg versorgt wurden, fanden sich am häufigsten Defekte am Siebbeindach und am Übergang Stirnhöhlenhinterwand/Siebbeindach. Bei 31 dieser Patienten waren nur spaltförmige knöcherne Defekte vorhanden, bei 27 Pa-tienten fand sich eine Defektgröße von über 0,5 cm^2 (Tabelle 1).

Hinsichtlich der Größe des knöchernen Schädelbasisdefekts wurden die an-hand hochauflösender koronarer Computertomogramme von radiologischer Seite gemachten Angaben mit den intraoperativ festgestellten Läsionen verglichen. Es zeigte sich, daß in den Fällen, bei denen radiologischerseits ein Frakturspalt von

B. Freigang/H. Weerda (Hrsg.)
Fibrinklebung in der Otorhinolaryngologie
© Springer-Verlag Berlin Heidelberg 1992

Tabelle 1. Traumatologiestatistik 1986 – 1988

Lokalisation Rhinobasisfrakturen		Defektgröße (n = 58)	
Stirnhöhlenhinterwand	6 (10,3%)	Spalt	31 (53%)
Stirnhöhlenhinterwand + Siebbeindach	21 (36,2%)	>0,5 cm^2	27 (47%)
Siebbeindach	24 (41,4%)		
Siebbeindach + Keilbeinhöhlendach	7 (12,1%)		

2 – 4 mm beschrieben wurde, in 92,4% und bei allen Fällen, bei denen ein Frakturspalt von über 4 mm Breite beschrieben wurde, Duraläsionen vorhanden waren.

Rhinochirurgischer Verschluß von Duraläsionen

Was das operative Konzept anbelangt, hat sich der Versorgungsweg von innen nach außen bewährt. Es wird zunächst der Defekt der Rhinobasis geschlossen. Dies erfolgt von rhinochirurgischer Seite in der Regel durch Unterlegen mit autologer Fascia lata, Faszie von M. temporalis, konservierter Dura oder Fascia lata, wobei sich die doppelte Abdeckung mit zwei Faszientransplantaten und die Fixation dieser Transplantate mit Fibrinkleber als sehr effizient erwiesen hat (Abb. 1a). Ein schwieriges Problem ist häufig die Abdichtung von Liquorfisteln im Bereich des Keilbeinhöhlendaches und der Keilbeinhöhlenhinterwand. Von Kley wurde diesbezüglich eine Verblockungstechnik mit einem „Tabaksbeutel" aus autologer Fascia lata, gefüllt mit Gelatine-Schwämmchen, angegeben. Es empfiehlt sich auch, eine derartige Tabaksbeuteltamponade mit Fibrinkleber zu beschichten und einzukleben (Abb. 1 b, c). Sofern eine Liquorfistel am Keilbeinhöhlendach oder an der Keilbeinhöhlenhinterwand unter dem Mikroskop übersichtlich dargestellt werden kann, ist auch eine einfache Abklebung mit fibrinkleberbeschichteter konservierter Fascia lata erfolgreich möglich (Abb. 1 d).

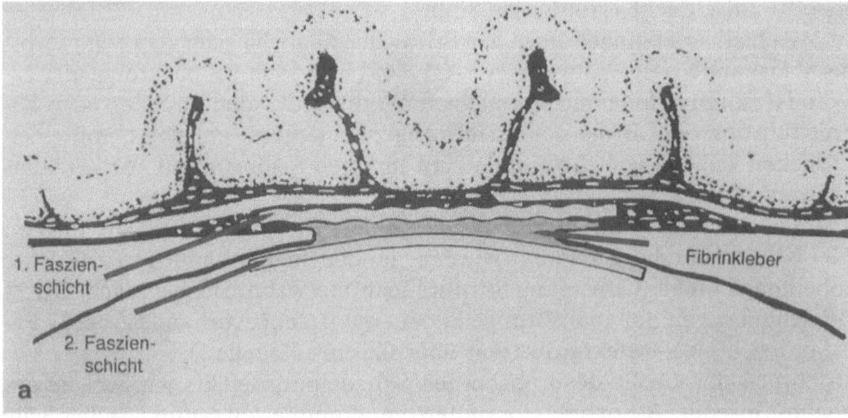

Abb. 1. a Extradural rhinochirurgische Duraplastik, Defektunterfütterung mit zwei Faszienschichten und Fixation mit Fibrinkleber

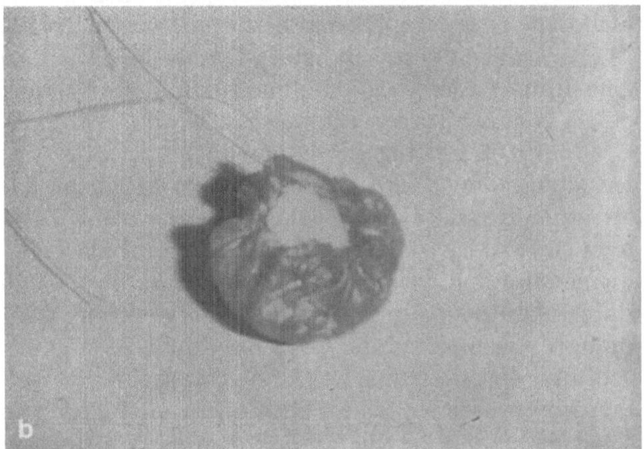

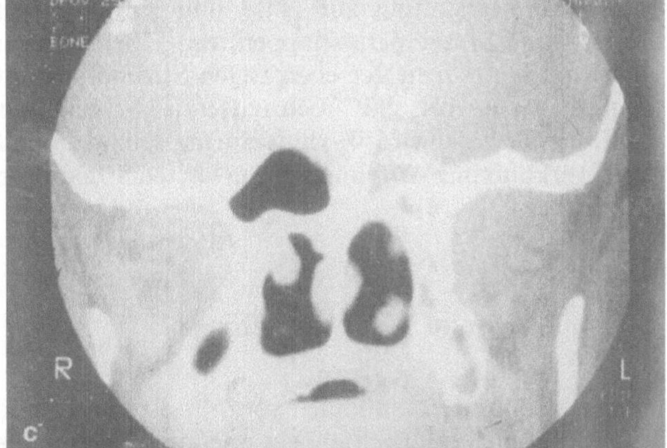

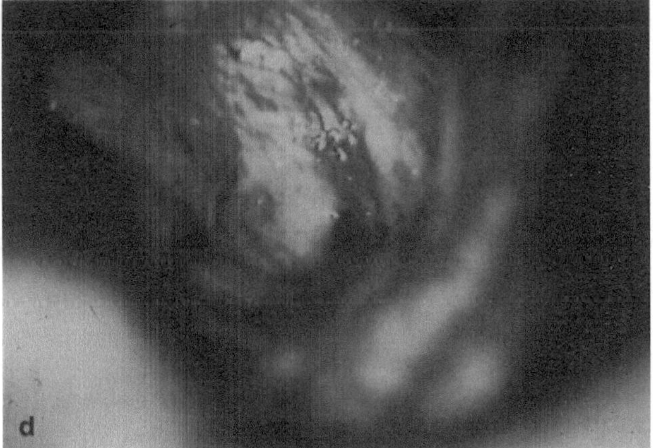

Abb. 1. b Tabaksbeuteltamponade nach Kley, Tabaksbeutel aus autologer Fascia lata, gefüllt mit Gelatine-Schwämmchen (Marbagelan). **c** CT-Kontrolle 9 Monate nach Obliteration der linken Keilbeinhöhle mit Tabaksbeuteltamponade nach Kley bei präexistentem Defekt amd Keilbeinhöhlendach, komplikationslose Transplantateinheilung und sicherer bindegewebiger Defektverschluß. **d** Defektverschluß an der Keilbeinhöhlenhinterwand und am Kleinbeinhöhlendach mit fibrinkleberfixierter konservierter Fascia lata

Ausgedehnte Frakturen und Impressionen im Bereich des Os frontale gehen nicht selten mit erheblichen Zertrümmerungen der Stirnhöhlenhinterwand einher. In diesen Fällen bestehen häufig Duraläsionen und subdurale Hämatome, so daß eine primäre oder sekundäre interdisziplinäre Versorgung in Zusammenarbeit mit einem Neurochirurgen erforderlich wird.

Der Zugang erfolgt in diesen Fällen über einen frontalen oder fronto-temporalen Kraniotomiedeckel. Es besteht die Möglichkeit sowohl des intraduralen als auch des extraduralen Vorgehens. Bei massiven Zertrümmerungen der Stirnhöhlenhinterwand ist häufig deren Wiederaufbau nicht mehr möglich, so daß eine „Kranialisation" der Stirnhöhle durchgeführt werden muß. Durarisse werden durch Naht oder Fibrinklebung versorgt. Knochenkanten am Übergang der ehemaligen Stirnhöhleninterwand zur Tabula interna des Os frontale müssen weggeschliffen werden, damit sich keine Unterschnitte ergeben und Dura und Cerebrum den freigewordenen Raum vollständig ausfüllen können.

Es ist darauf zu achten, daß die Stirnhöhlenschleimhaut vollständig entfernt wird. Die Abdichtung zur Nase und zum Siebbeindach kann mit gestielten Periost- und Muskelperiostlappen, mit Fibrinkleber und Knochenmehl und mit den Knochenstücken der ehemaligen Stirnhöhlenhinterwand bewerkstelligt werden, die vorher von ggf. noch haftender Schleimhaut befreit wurden.

Diese Technik wird in rhinochirurgisch/neurochirurgischer Zusammenarbeit am Kopfklinikum Würzburg in den letzten 5 Jahren sehr erfolgreich durchgeführt (Abb. 2a, b, c, 3a, b).

Stirnhöhlen- und Siebbeindrainage

In den weitaus meisten Fällen von Mittelgesichts- und Rhinobasisfrakturen kann die Stirnhöhle und das Siebbein pneumatisiert erhalten werden. Zur Vermeidung einer späteren Mukozelenbildung und damit auch späterer entzündlicher Komplikationen ist die Anlage eines epithelisierten weiten Zuganges von der Stirnhöhle zum Siebbein und zur Nase erforderlich. Bei primär vorliegenden knöchernen Zertrümmerungen der oberen Septumanteile, kombiniert mit entsprechenden Schleimhautläsionen, bietet sich die Konstruktion einer Mediandrainage nach O. Mayer an.

Soweit die knöcherne Kontinuität im Bereich der oberen Septumanteile noch vorhanden ist, sollte dieses Verfahren jedoch nicht zur Anwendung kommen, da damit ein zusätzliches Stabilitätsdefizit im Bereich des zu rekonstruierenden Stirn-Nasen-Pfeilers in Kauf genommen würde. Bei bereits vorliegenden knöchernen Zertrümmerungen im Bereich der Nasenbeine und der Glabella sollte nämlich jede zusätzliche knöcherne Destabilisierung vermieden werden.

Dem Autor hat sich in diesen Fällen eine Modifikation des bereits von Berendes und Minnigerode abgeänderten Uffenorde-Lappens bewährt. Vor der Osteosynthese des Stirn-Nasen-Pfeilers wird mit der Schleimhaut der medialen Anteile der mittleren Nasenmuschel ein Schwenklappen gebildet, der nach lateral und oben umgeklappt wird und den Zugang zur Stirnhöhle und zum Siebbein epithelisiert (Abb. 4a, b, c).

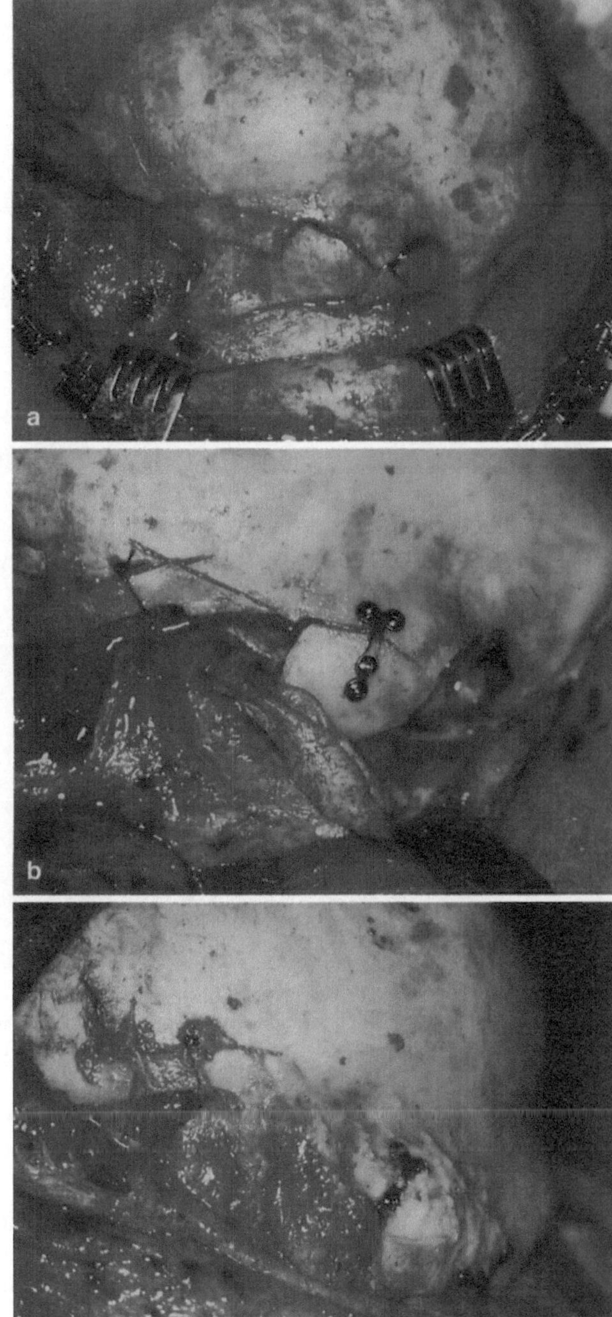

Abb. 2. a Laterale Impressionsfraktur des Os frontale kombiniert mit Stirnhöhlenhinterwandfraktur, Exposition über Bügelschnittführung in rhinochirurgisch-neurochirurgischer Zusammenarbeit.
b Abdichtung des Defektes an der Stirnhöhlenhinterwand mit lateral gestieltem Galea-Periostlappen.
c Osteoplastische Rekonstruktion mit Titanmikroplatten (Fa. Medicon), Abdichtung der Restspalten mit Knochenmehl und Fibrinkleber

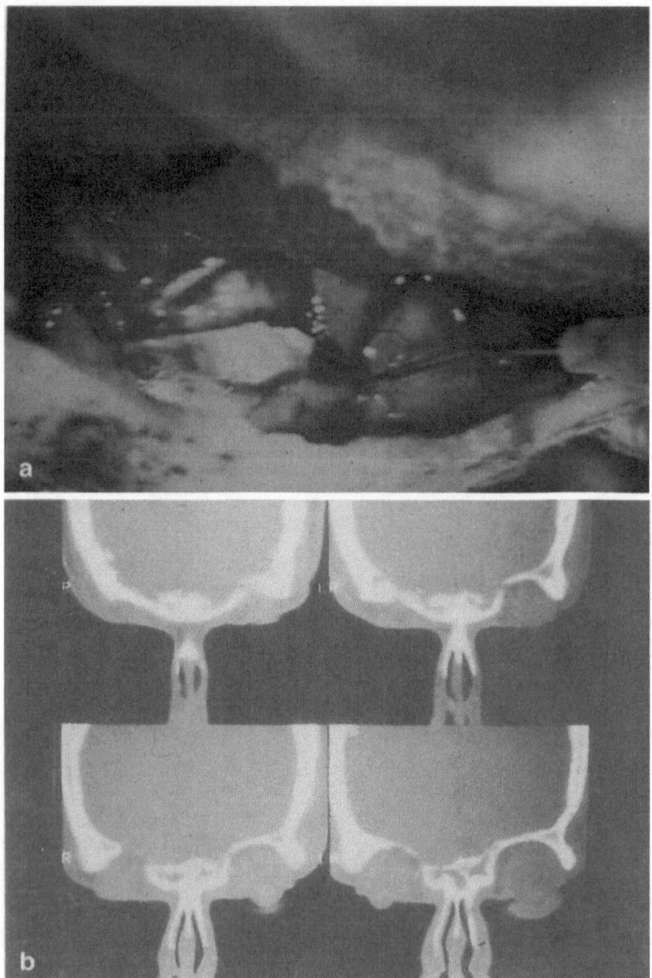

Abb. 3. a Trümmerfraktur der Stirnhöhlenhinterwand, „Kranialisation" der Stirnhöhle, Abdichtung der Nase und zum Siebbeindach hin mit gestieltem Periostlappen, freien Knochenstückchen, Knochenmehl und Fibrinkleber. **b** CT-Kontrolle 9 Monate postoperativ, Raum der ehemaligen Stirnhöhle vollkommen von Dura und Cerebrum ausgefüllt, stabile, teils knöchern, teils bindegewebig konsolidierte Abdeckung zur Nase

Bei engen anatomischen Verhältnissen muß zusätzlich vorher Knochen am nasofrontalen Übergang abgeschliffen werden. Es ist jedoch darauf zu achten, daß der knöcherne Stirn-Nasen-Pfeiler nicht soweit ausgedünnt wird, daß eine stabile knöcherne Konsolidierung nicht eintreten könnte. Die Fixation des Schleimhautperiostlappens aus den vorderen Anteilen der mittleren Nasenmuschel erfolgt mit Fibrinkleber (Abb. 5 a, b).

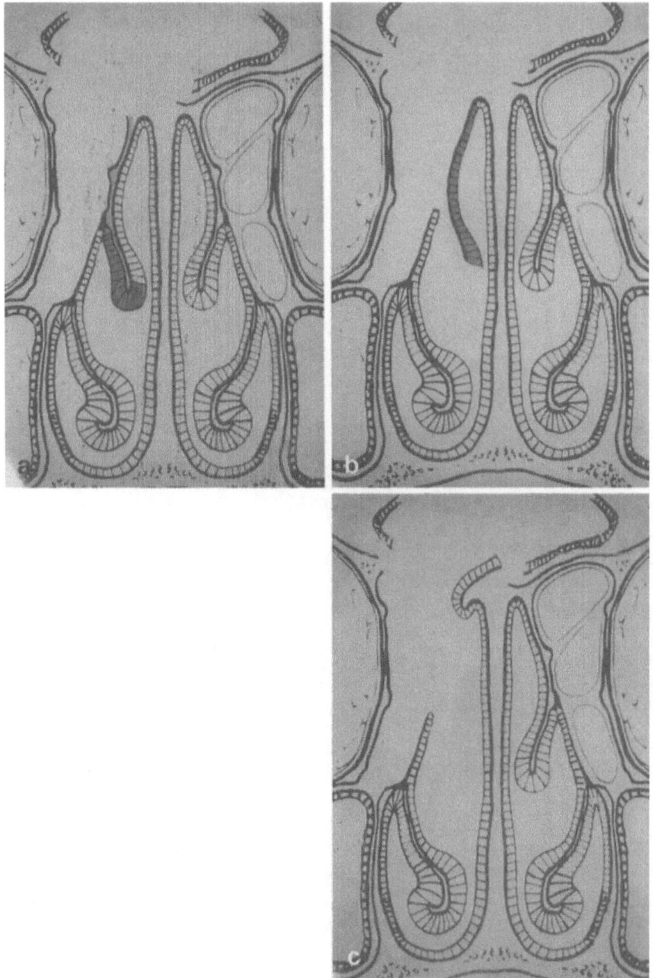

Abb. 4. a Schema einer Stirnhöhlenschleimhautplastik vom Kopf der mittleren Nasenmuschel, Breite des Schleimhautlappens ca. 1 cm, rot angezeichnete Schleimhautbereiche und gelbe Knochenlamelle sind zu entfernen. **b, c** Der grün eingezeichnete Schleimhautlappen wird nach lateral und oben geschlagen und mit Fibrinkleber fixiert. Damit entsteht ein weiter epithelisierter Schacht von der Stirnhöhle zum Siebbein und zur Nase

Zusammenfassung

Der Einsatz des Operationsmikroskops, die Verfügbarkeit hochauflösender radiologischer Techniken, moderne Osteosyntheseverfahren und die Fibrinklebung haben die Präzision vieler rhinochirurgischer Eingriffe ganz wesentlich verbessert.

Im Bereich der Schädelbasis ermöglicht die Fibrinklebung eine zuverlässige Fixation von freien und gestielten Faszientransplantaten und Muskelperiostlap-

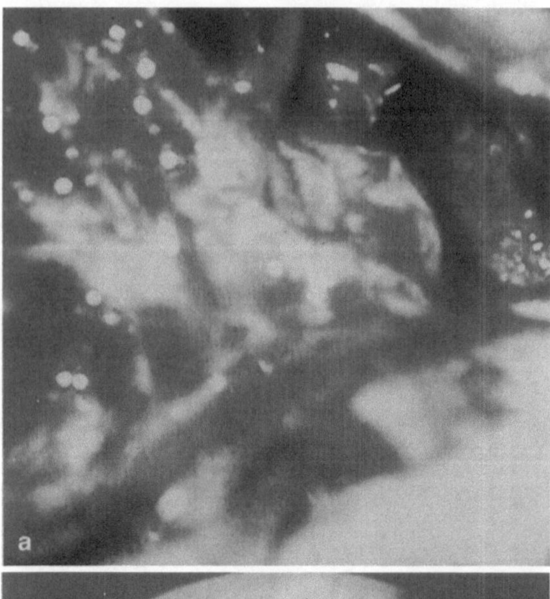

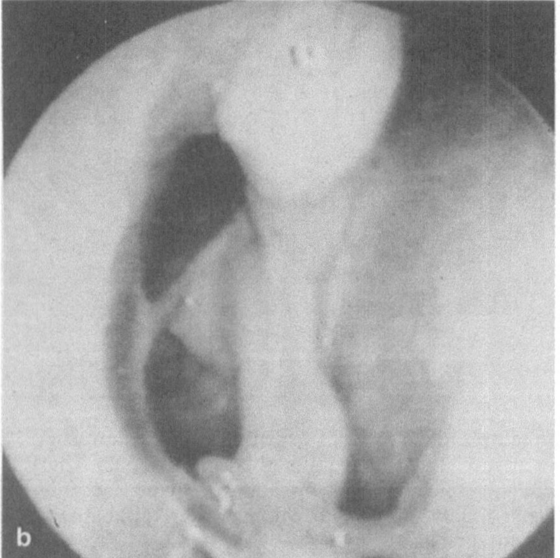

Abb. 5. a Situation intraoperativ, Schleimhautlappen nach oben umgeschlagen und mit Fibrinkleber fixiert. **b** Endoskopische Kontrolle 3 Monate postoperativ, Drainageschacht von der Nase zum Siebbein und zur Stirnhöhle weit offen und epithelisiert

pen. Damit kann in der Traumatologie und auch in der Tumorchirurgie in der Regel ein sicherer Verschluß der Dura erreicht werden. In manchen Fällen kann zusätzlich mit Knochenmehl, Fibrinkleber und frei transplantiertem Knochen auch eine knöcherne Rekonstruktion der Schädelbasis und von Schädelkalottenanteilen erreicht werden. Ein schwieriges Problem ist häufig die sichere Langzeitdrainage und -belüftung der Stirnhöhle nach Verlust der natürlichen Ausführungsgänge. Insbesondere posttraumatische narbige und knöcherne Obliterationen prädisponieren zu entzündlichen Komplikationen. Sehr bewährt hat sich eine Epithe-

lisierung der neu anzulegenden Stirnhöhlenausführungsgänge durch Schleimhautlappen aus der Nachbarschaft, die mit Fibrinkleber zuverlässig fixiert werden
können.

Literatur

Berendes J (1956) Doppelter autoplastischer Verschluß größerer Duradefekte in Nähe der Mittellinie bei Liquorrhoea nasalis. HNO 6:220
Boenninghaus HG (1967) Rhinologische Eingriffe bei der Versorgung frontobasaler Frakturen.
Z Laryngol Rhinol 46:110
Brunner FX, Kleine BI (1987) Frakturen des zentralen Mittelgesichts und der Rhinobasis −
operative Versorgung − postoperativer Nachsorge − Komplikationsmöglichkeiten. HNO
35:106
Brunner FX, Kley W, Plinkert P (1988) Anatomical studies and a correlative management of
facial skeleton and skull base injuries with bone plate fixation. Arch ORL 113:61
Brunner FX (1989) Trauma des zentralen und lateralen Mittelgesichts und der Rhinobasis.
Medizin Welt 40:133
Kley W (1968) Die Unfallchirurgie der Schädelbasis und der pneumatischen Räume. Arch
HNO-Heilkd 191:1
Minnigerode B (1967) Zur Technik der extraduralen rhinochirurgischen Deckung von Liquor-
fisteln nach frontobasalen Schädelverletzungen. Mschr Ohrenheilk 101:441
Uffenorde W (1952) Anzeige und Ausführung der Eingriffe an Ohr, Nase, Hals. Thieme, Stutt-
gart

Behandlung von traumatisch und operativ bedingten Liquorfisteln im Bereich der mittleren Schädelgrube

C. T. HAID

Einleitung

Eine Felsenbeinfraktur (otobasale Fraktur, latero-basale Fraktur) resultiert meist infolge eines Verkehrsunfalls oder Arbeitsunfalls (Bull et al. 1987). Sowohl bei der Felsenbeinquerfraktur, Felsenbeinlängsfraktur oder der gemischten Frakturform (möglicherweise in Kombination mit Schädelkalottenfraktur) kann außer Verletzungen u. a. des siebten und achten Hirnnerven auch die Dura mitverletzt werden, wobei es zu einer Otoliquorrhoe, Rhinoliquorrhoe (Liquorfluß durch die eustachische Tube zur Nase) oder Rhino- und Otoliquorrhoe kommen kann, je nach Verletzung der Dura und der Kommunikation zum Mittelohr und äußeren Ohr. In zahlreichen Fällen ist es nötig, eine traumatisch entstandene Liquorfistel im Felsenbein operativ zu decken. Bei otoneurochirurgischen Eingriffen zum inneren Gehörgang und Kleinhirnbrückenwinkel (transtemporaler, translabyrinthärer, retrolabyrinthärer, transcochleärer oder suboccipitaler Zugang) kommt es immer zu einem knöchernen Defekt in diesen Regionen mit Liqouraustritt, der stets verschlossen werden muß zur Vermeidung ernster cerebraler Komplikationen (z. B. Meningitis, Meningo-Encephalitis oder Temporalhirn- oder Kleinhirnabszeß). In diesem Artikel wird die transtemporale operative Behandlung (House 1961, Wigand et al. 1989, Haid und Wigand 1992) von traumatisch und operativ entstandenen Liqourfisteln im Bereich der mittleren Schädelgrube erörtert.

Material und Methodik

Von 1975 bis April 1991 wurden an der Erlanger HNO-Universitätsklinik 461 Eingriffe auf dem transtemporalen Zugang über die mittlere Schädelgrube ausgeführt (Tabelle 1). Es bestand keine Seiten- oder Geschlechtsbevorzugung. Das Durchschnittsalter bei der Operation betrug 48 Jahre. In 11 Fällen mußte die Schädelbasis bzw. die Dura als Folge einer otobasalen Fraktur von oben (transtemporal) abgedichtet werden. Der innere Gehörgang und/oder der Kleinhirnbrückenwinkel wurde seit 1981 auf dem sog. erweiterten transtemporalen Zugang über die mittlere Schädelgrube eröffnet, wodurch eine operativbedingte Liquorfistel entstand, die abgedeckt werden mußte. Meist handelte es sich um die Entfernung eines Akustikusneurinoms (301 Fälle einschließlich unilaterale und bilaterale Tumoren) oder um eine Neurektomie des N. vestibularis superior und inferior und/oder eine Neurolyse (neuro-vaskuläre Dekompression) bei Menière-Patienten (107 Fälle).

B. Freigang/H. Weerda (Hrsg.)
Fibrinklebung in der Otorhinolaryngologie
© Springer-Verlag Berlin Heidelberg 1992

Tabelle 1. Diagnose von 461 Patienten, die auf dem erweiterten transtemporalen Zugang über die mittlere Schädelgrube operiert wurden

	Fälle
Akustikusneurinom	301
M. Menière	107
Otobasale Fraktur	11
Meningeom	11
Cholesteatom	10
Cochleo-vestibuläre Insuffizienz	7
Hemispasmus facialis	5
Andere Diagnosen	9

Da dieser otoneurochirurgische Zugang zur mittleren Schädelgrube so große Vorteile u. a. zur Funktionserhaltung des siebten und achten Hirnnerven für einen Erkrankten bietet und mit relativ geringen postoperativen Komplikationen vergesellschaftet ist, wird er näher erörtert (Abb. 1–7).

In Intubationsnarkose mit kontrollierter Blutdrucksenkung liegt der Erkrankte auf dem Rücken, die Kopfseite mit dem Tumor bzw. der erkrankten Seite nach oben seitlich gelagert. Zur Druckentlastung sollte, neben einer Mannit-Infusion zur Entwässerung, der Kopf höher zu liegen kommen als Unterkörper und Beine durch leichte Schräglage des Operationstisches. Der Operateur sitzt am Kopfende. Die Schnittführung, am besten mit dem elektrischen Messer, verläuft knapp hinter der Ohrmuschel nach oben zur Regio temporalis und dann wieder steil bogenförmig nach unten (zeltförmig) knapp innerhalb der Haargrenze (cave Stirnast des N. facialis) bis zum Ansatz des Arcus zygomaticus (Abb. 1). Anschließend erfolgt eine y-förmige Schnittführung durch den M. temporalis. Daraufhin wird ein

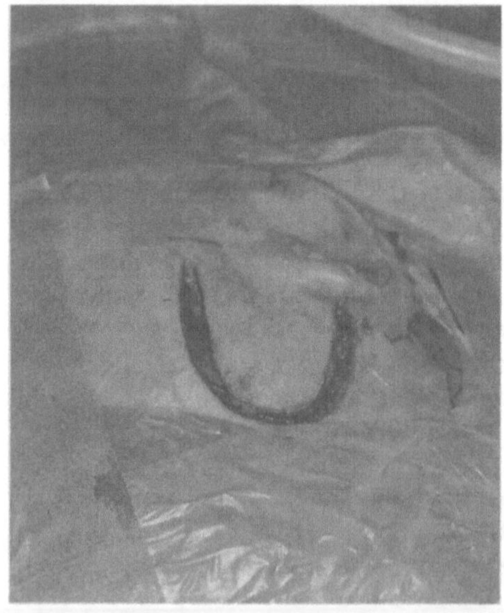

Abb. 1. Schnittführung des transtemporalen Zugangs zur mittleren Schädelgrube auf der rechten Seite aus der Sicht des Otoneurochirurgen

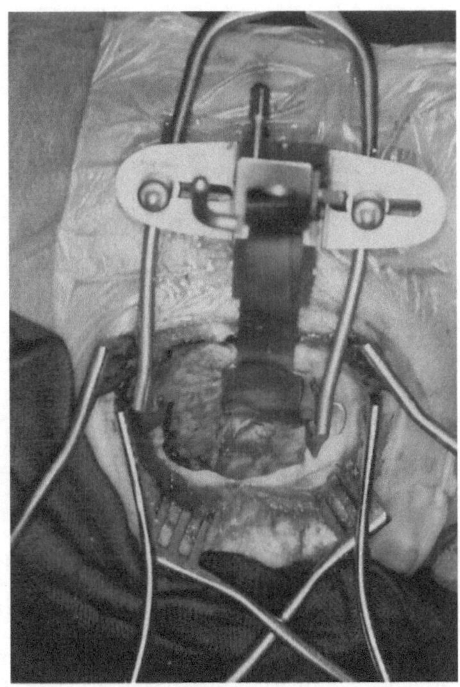

Abb. 2. Die Operationsaufnahme einer Patientin (S. G. 44 Jahre) mit M. Menière auf der linken Seite zur Neurektomie des N. vestibularis und Neurolyse des N. VIII, zeigt den Einblick in die mittlere Schädelgrube (ohne Operationsmikroskop) beim erweiterten transtemporalen Zugang. Der Lobus temporalis wird mit einem selbsthaltenden Duraspatel instrumentell hochgehoben. In der Tiefe wird der N. petrosus superficialis major sichtbar. Etwas links davon liegt die Eminentia arcuata

Bohrloch und eine ca. 5×4 cm große Schädeltrepanation (osteoplastische Kraniotomie) mit einem duraschonenden Bohrer und Säge herausgesägt. Der größte Teil des Knochendeckels muß vor der Mittellinie des inneren Gehörganges liegen, damit später ein optimaler Operationswinkel zum Meatus acusticus internus und Kleinhirnbrückenwinkel entsteht. Es folgt vorsichtiges Ablösen der Dura vom Os petrosum bis zur hinteren und vorderen Begrenzung der Pyramide der mittleren Schädelgrube. Das Temporalhirn wird mit dem mechanischen Duraretraktor nach Fisch (Abb. 2) und neuerdings mit dem duraschonenden Spatel (mit aufblasbarem Gummiüberzug als Schutz, Abb. 9; Haid und Wigand 1989) extradural hochgehoben und die Operation unter Verwendung des Mikroskopes fortgeführt. Die A. meningea media wird dargestellt im Bereich des Foramen spinosum und insbesondere bei der Exstirpation von großen Neurinomen meist reseziert zur besseren Mobilisierung der Dura des Temporalhirns. Hierbei wird der N. mandibularis des N. trigeminus im Bereich des Foramen ovale sichtbar. Blutungen, die manchmal beträchtlich imponieren können, werden mit Hilfe der feinen bipolaren Pinzette, Tabotamp, in Fibrinkleber (Tissucol der Fa. Immuno), getränkter Gelatine oder Kollagenvlies (Tissuvlies der Fa. Immuno), Knochenwachs und/oder Einträufeln von 4%igem Wasserstoffsuperoxid beherrscht. Eine wichtige Landmarke stellt der N. petrosus superficialis major dar, der zum Ganglion geniculi des N. facialis verläuft. Mit dem Diamantbohrer wird an der Eminentia arcuata die sog. „graue Linie" vorsichtig dargestellt. Sie kann manchmal ziemlich versteckt unter Pneumatisationen liegen. Dieser Bogengang kann aber in der Regel leicht identifiziert werden, da er in der Regel in einem kompakten Knochenmassiv liegt. Die „graue

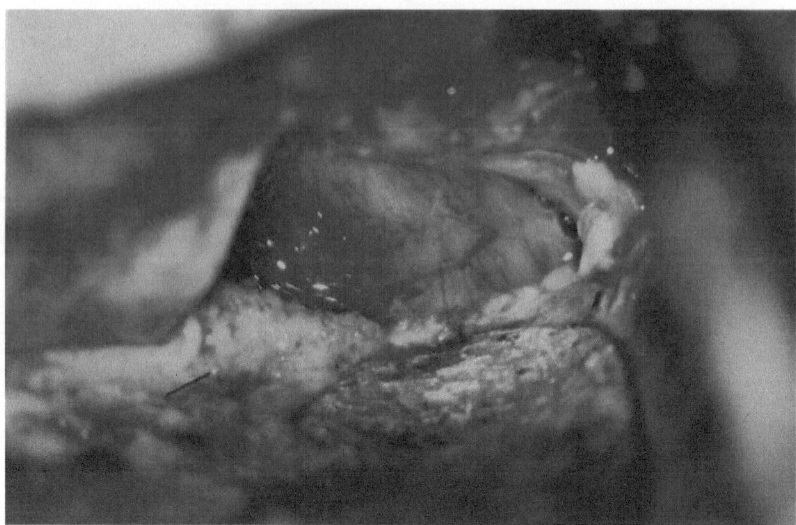

Abb. 3. Im Operationssitus (erweiterter transtemporaler Zugang über die mittlere Schädelgrube zum inneren Gehörgang und Kleinhirnbrückenwinkel auf der linken Seite – gleicher Zugang wie in den Abb. 1 und 2) der Patientin (B. F. 69 Jahre) wird in der Bildmitte nach Eröffnen der Dura ein großes Akustikusneurinom sichtbar. Auf der linken Seite (hinterer Rand des Oktavusneurinoms) wird die Eminentia arcuata mit der grauen Linie vom Canalis semicircularis superior als hintere Begrenzung des Operationsfeldes erkennbar. Der Lobus temporalis wird am unteren Bildrand instrumentell hochgehoben. Der N. facialis, der normalerweise im vorderen Bezirk sichtbar wird, wurde in diesem Fall durch den Tumor nach vorne und nach unten gedrängt

Linie" des Canalis semicircularis superior, die auch als hinterer Begrenzungsabschnitt des inneren Gehörgangs dient und der N. petrosus superficialis major bilden quasi die Winkelhalbierende als Leitweg zum Meatus acusticus internus. Mit dem Diamantbohrer wird sodann viel Knochen vorsichtig weggeschliffen bis die Dura des inneren Gehörganges vom Porus acusticus internus bis zum Fundus sichtbar wird. Es ist wichtig, die Zirkumferenz nach anterior und posterior soweit als nur möglich darzustellen. Zur exakten Identifizierung des N. facialis wird die Crista verticalis (Bill's bar) oder gar, wenn nötig, der Fallopische Kanal bis zum Ganglion geniculi sichtbar gemacht. Der Knochen des Felsenbeins wird vorsichtig hinter dem Canalis semicircularis superior (auf den Canalis semicircularis posterior achten) und hinter dem inneren Gehörgang soweit entfernt, daß die Dura der hinteren Schädelgrube und der Sinus petrosus superior sichtbar werden. Im vorderen Abschnitt des Canalis acusticus internus wird das Felsenbein soweit weggebohrt, daß man parallel kurz vor den N. petrosus superficialis major kommt. Größte Vorsicht auf die Cochlea verwenden. Dieser Operationsabschnitt verläuft bis jetzt extradural. Zur Entfernung von großen Tumoren, wenn es sich um ein Oktavusneurinom handelt, ist es ratsam, den Sinus petrosus superior vorsichtig zu unterbinden oder nach vorne und nach hinten das Lumen dieses Sinus mit Tabotamp abzustopfen. Die Dura über dem inneren Gehörgang wird vorsichtig in ihrer Längsrichtung mit einem speziellen Mikromesser und einer Mikroschere eröffnet und zurückgeklappt. Mit Hilfe von Fibrinkleber kann der vordere und hin-

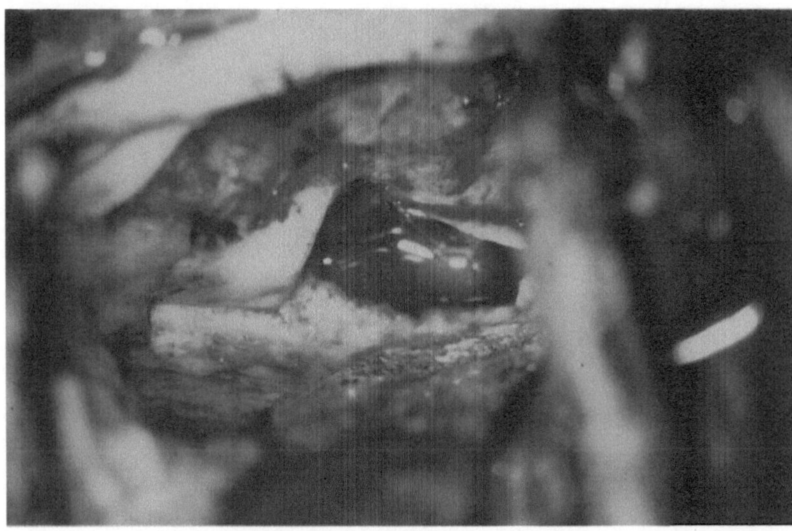

Abb. 4. Das Operationspräparat (eine Stufe kleinere Vergrößerung im Mikroskop) derselben Patientin wie in Abb. 3 (erweiterter transtemporaler Zugang über die mittlere Schädelgrube zum Canalis acusticus internus und Kleinhirnbrückenwinkel auf der linken Seite) deutet auf den Zustand nach Totalexstirpation des großen Neurinoms. In der Bildmitte wird ein Spiegel, verursacht durch Herauspulsieren des Liquors, sichtbar. Der Liquorspiegel verdeckt den Einblick in den Kleinhirnbrückenwinkel zum siebten und achten Hirnnerven. Am linken Bildrand wird ein Streifen von Kollagenvlies (Tissuvlies) sichtbar, das zur Blutstillung zwischen Dura und Knochenrand hereingelegt wurde

tere Duralappen am Felsenbeinknochen fixiert werden und flottiert somit nicht bei jeder Liquorpulsation. Danach wird die Dura zum Kleinhirnbrückenwinkel vorsichtig eröffnet. Damit erhält man einen guten Einblick in den Kleinhirnbrückenwinkel. Es erfolgt im Falle eines Tumors (Abb. 3) die Identifizierung und vorsichtige Präparation des Akustikusneurinoms vom N. facialis und später vom N. cochlearis. Vorsichtige Mikrokoagulation von einigen Tumorgefäßen. Intrakapsuläre Tumorverkleinerung wird in den meisten Fällen nötig. Nach distaler und am Ende proximaler Durchtrennung des N. vestibularis superior und inferior und nach mehrfacher intrakapsulärer Tumorverkleinerung gelingt es, auch größere Neurinome in toto zu entfernen (Abb. 3, 4 und 5). Auf die häufig im Bereich des Porus acusticus internus liegende A. cerebellaris anterior inferior (AICA = Anterior Inferior Cerebellar Artery) und andere Hirngefäße sowie auf Hirnnerven und wichtige Hirnstrukturen muß peinlichst geachtet werden. Nach der intraduralen Tumorentfernung wird über dem inneren Gehörgang ein größeres Muskelfaszienstück gelegt, das auch die weiter medial eröffneten Durabezirke im Bereich des Kleinhirnbrückenwinkels auskleidet (Abb. 6). Diese „Muskelplombe" deckt auch eröffnete pneumatisierte Zellen im Os petrosum ab. Die Fixierung erfolgt mit Fibrinkleber. Als nächstes wird auf dem Felsenbein ein Stück homologe Dura angebracht (Tutoplast der Fa. Pfrimmer-Viggo) und ebenfalls mit Gewebekleber fixiert (Abb. 7). Im Bereich der Knochenränder können anstatt Durahochnähten

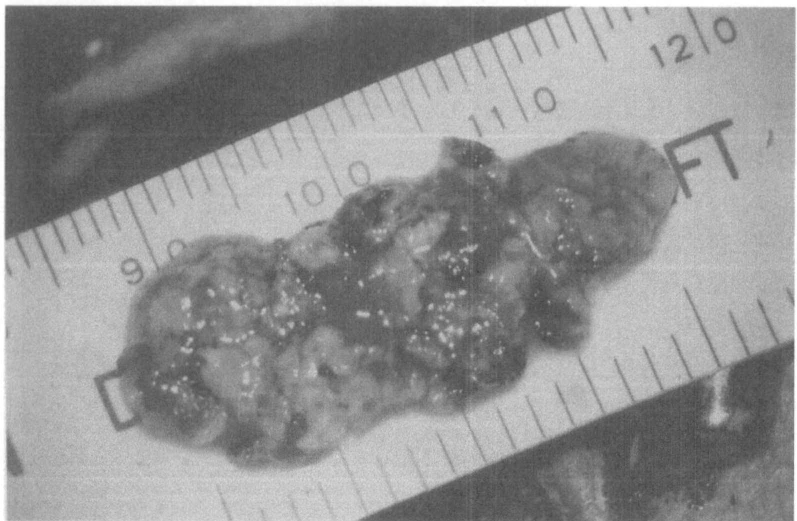

Abb. 5. Die aufgesammelten Neurinomanteile derselben Patientin wie in den Abb. 3 und 4 weisen eine Länge von etwa 3 cm auf

Gelatine oder Kollagenvlies mit Fibrinkleber zur Vorbeugung einer Blutung hineingelegt werden.

Abschließend wird der Knochendeckel eingesetzt und mit Mersilene fixiert. Zwischen den Knochenrändern wird das zu Beginn der Operation aufbewahrte Knochenmehl eingelegt und mit dem Kleber befestigt. Insgesamt verwenden wir ca. 3 ml Gewebekleber bei diesem Zugang.

Bei einer otobasalen Fraktur (Abb. 8 und 9) werden die Frakturlinien an der Schädelbasis freigelegt und einspießende Knochenstücke in der Dura oder Cerebrum entfernt und enttrümmert. Die verletzte Dura kann neben einer Naht mit Tutoplast bzw. Lyodura und/oder Fascia temporalis oder Fascia lata und mit Hilfe von Gewebekleber (Tissucol) verschlossen und abgedichtet werden. In vielen Fällen kann auch der N. facialis mitgeschädigt werden (vielfach im Bereich des Ganglion geniculi). Auch hier müssen einspießende Knochenstücke beseitigt werden. Es ist ratsam, gleichzeitig bei einer kompletten peripheren Fazialisparese eine Fazialisdekompression auszuführen (nach transtemporaler Freilegung ist es ratsam diesen Nerven auch transmastoidal freizulegen). Gegebenenfalls, wenn der Gesichtsnerv nicht mehr in seiner Kontinuität erhalten ist, muß eine End-zu End-Anastomose oder ein Interponat (N. suralis oder N. auricularis magnus) angelegt werden.

Ergebnisse

Der erweiterte transtemporale Zugang über die mittlere Schädelgrube stellt einen operationstechnisch schwierigen Zugang dar. Trotzdem traten in unserem Krankengut erfreulicherweise relativ wenige Komplikationen auf (Tabelle 2). Bedauerlicherweise trat ein Todesfall infolge einer starken Blutung aus dem wegen der

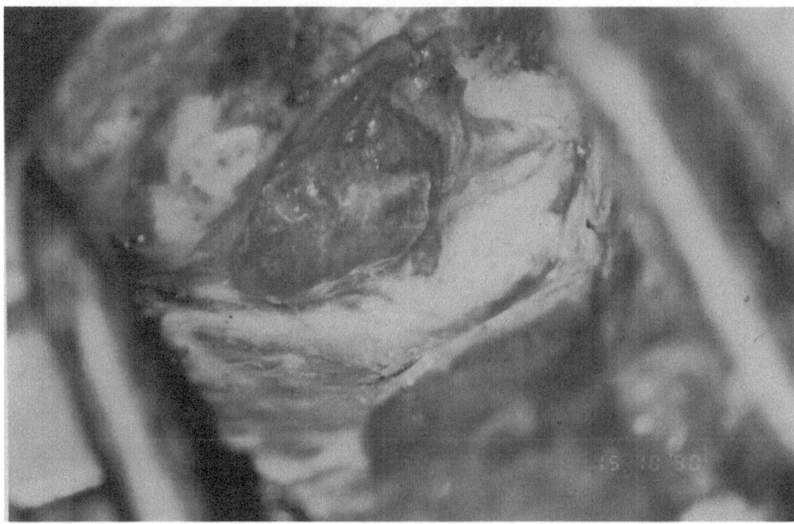

Abb. 6. Der Operationssitus eines Patienten (H. W. 57 Jahre) mit M. Menière auf der linken Seite (erweiterter transtemporaler Zugang über die mittlere Schädelgrube zum inneren Gehörgang und Kleinhirnbrückenwinkel – gleicher Zugang wie in den Abb. 1 – 5) zeigt in der Bildmitte die Abdeckung der operativ entstandenen Duraöffnung zum inneren Gehörgang und Kleinhirnbrückenwinkel mit einem größeren Stück Muskelfaszie (Muskelplombe). Durch die Gabe von Fibrinkleber (Tissucol) kann ein luftdichter und wasserdichter Verschluß erzielt werden

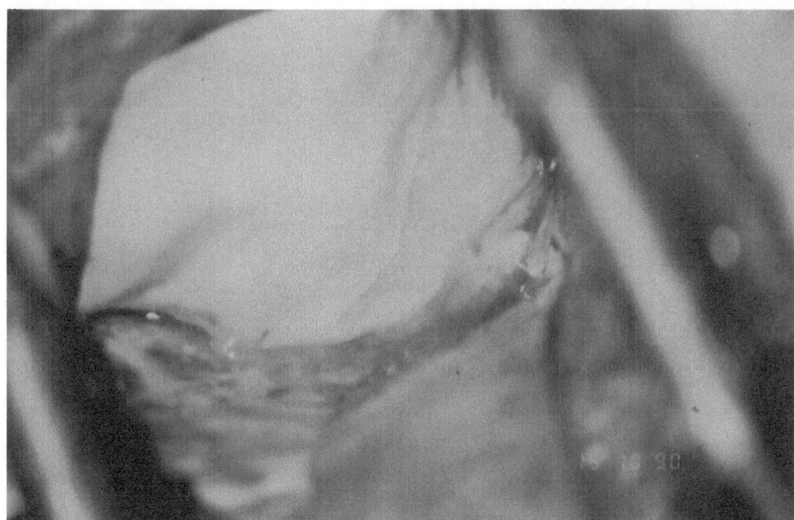

Abb. 7. Die Operationsaufnahme desselben Patienten wie in Abb. 6 (erweiterter transtemporaler Zugang über die mittlere Schädelgrube zum Canalis acusticus internus und Kleinhirnbrückenwinkel auf der linken Seite) zeigt die zusätzliche Abdeckung der mittleren Schädelgrube mit Tutoplast-Dura. Dieses Material wird ebenfalls mit Fibrinkleber fixiert

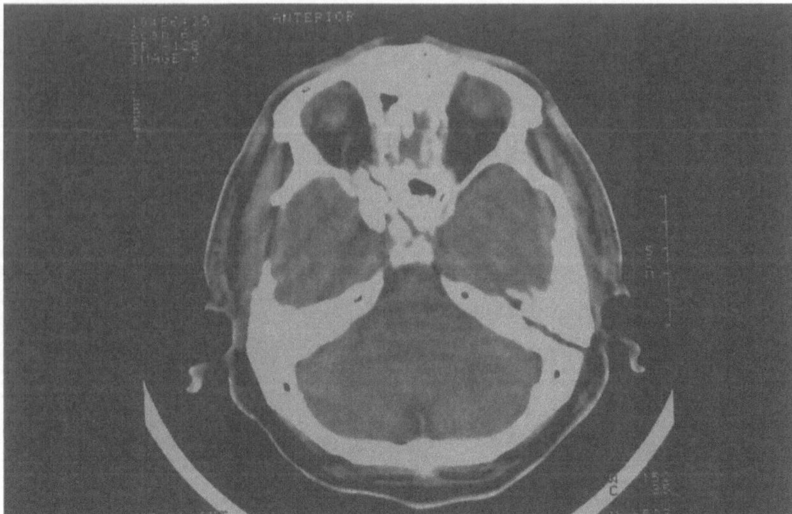

Abb. 8. In der kraniellen CT-Aufnahme eines Patienten (R. G. 35 Jahre) wird eine ausgedehnte Felsenbeinlängsfraktur auf der rechten Seite sichtbar, die bogenförmig ausstrahlt in die vordere Schädelgrube

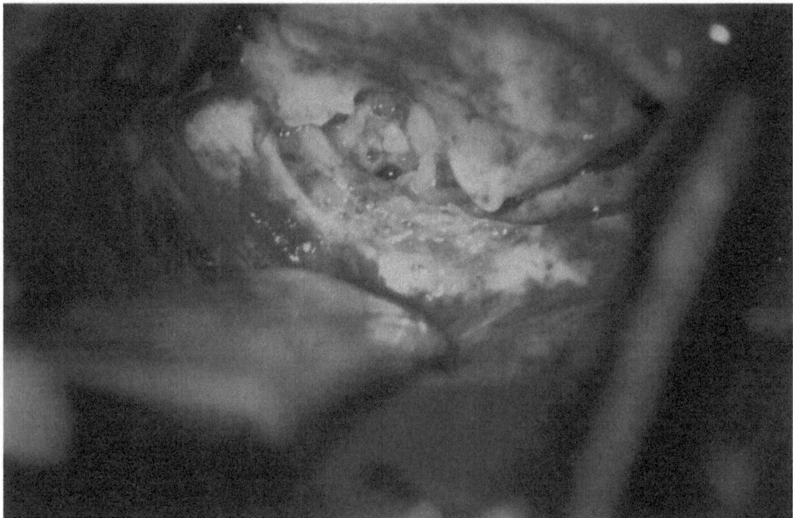

Abb. 9. Die Operationsaufnahme (transtemporaler Zugang zur mittleren Schädelgrube auf der rechten Seite) desselben Patienten wie in der Abb. 8 weist in der Bildmitte eine Knochenzertrümmerung des Os petrosums auf. Auf der rechten Bildseite erkennt man den längsverlaufenden Frakturspalt. In der Bildmitte wird der duraschonende Retraktor zur instrumentellen Hochhebung des Lobus temporalis sichtbar. Dieser hat einen Gummiüberzug, der auf der Unterseite aufblasbar ist. Die Dura wies eine ausgedehnte Verletzung auf. Es bestand eine Liquorfistel, die mit Faszie und Tutoplast-Dura sowie mit Fibrinkleber abgedichtet wurde. Außerdem mußte wegen eines kompletten Abrisses des N. facialis ein Interponat hineingelegt werden

Tabelle 2. Komplikationen nach otoneurochirurgischen Operationen auf dem erweiterten transtemporalen Zugang über die mittlere Schädelgrube (n = 461)

	Fälle	Prozent
Mortalität	1	0,2
Akute Blutung	3	0,6
Hirnödem	9	2
Hydrozephalus (transitorisch)	2	0,4
Meningitis leichtgradig	18	4
Meningitis schwergradig	4	0,8
Liquorfistel (operative Revision)	9	2
Wundheilungsstörung (operative Revision)	12	2,5

Tumorgröße bewußt durchtrennten Sinus petrosus superior 8 Stunden nach dem zunächst planmäßig verlaufenden Eingriff auf. Die Blutung wurde sofort erkannt und gestillt. Trotzdem verstarb die Patientin eine Woche später infolge eines Herz- und Kreislaufversagens bedingt durch ein starkes Hirnstamm- und Kleinhirnödem. Noch dreimal trat eine starke Blutung (2mal intraoperativ und 1mal postoperativ) auf, die sofort gestillt werden konnte ohne jeglichen neurologischen Funktionsausfall. In 2% der Fälle trat ein Hirnödem auf, welche alle durch konservative Maßnahmen rasch behoben werden konnten. Eine schwere Meningitis, die meist infolge einer länger persistierenden Liquorfistel verursacht war, zeigte sich nur bei 4 Patienten (0,8%). Sie konnte durch eine entsprechende Antibiose-Behandlung rasch ohne ernste Folgen für den Patienten beseitigt werden. Diese geringe Prozentzahl hängt wahrscheinlich damit zusammen, daß eine operativ bedingte persistierende Liquorfistel bei diesem Zugangsweg sehr selten auftrat. In neun Fällen (2%) mußte eine Liquorfistel operativ verschlossen werden. In 2,5% der Fälle mußte eine Wundheilungsstörung operativ beseitigt werden. Auf die operativen Resultate des siebten und achten Hirnnerven wird in dieser Publikation nicht näher eingegangen, um den Umfang nicht zu sehr auszudehnen. Dies bleibt einer anderen Veröffentlichung vorbehalten.

Ein Hinweis für eine Liquorfistel lag vor, wenn nach diesem Eingriff klare Flüssigkeit aus einer Nasenseite des Erkrankten heraustropfte oder im Hals herunterlief (endoskopische Diagnostik). Manchmal erkannte man hinter dem Trommelfell (Mikroinspektion) eine Flüssigkeitsansammlung in der Paukenhöhle. Entwickelte der Patient Fieber oder gar eine Meningitis, mußte an eine Liquorfistel gedacht werden. Solange diese letztgenannten Symptome postoperativ nicht vorlagen, konnte bei einer wäßrigen Nasensekretion zunächst abgewartet werden (notfalls 2–3 Wochen). Im allgemeinen verschwand die Liquorfistel, nachdem das bei der Operation angehobene Temporalhirn sich allmählich wieder von selbst gesenkt hatte. Dadurch wurde das bei der Operation eingelegte Muskel-Fasziengewebe über den inneren Gehörgang und im Bereich des Kleinhirnbrückenwinkels zusätzlich komprimiert, wodurch dann in der Regel spätestens eine Abdichtung erfolgte. Zusätzlich wurde der Erkrankte während dieser Zeit mit etwas erhöhter Kopflagerung plaziert, um den hydrostatischen Druck im Kopf zu senken. Eine lumbale Liquordrainage zur Druckentlastung war in der Regel nicht nötig.

Diskussion

Neben frontobasalen Frakturen können auch otobasale Frakturen (Felsenbein-fraktur) mit einer Hirnverletzung und Duraeinriß und so mit einer Liquorfistel einhergehen, darüberhinaus noch mit Symptomen wie Hörstörung, Tinnitus, Schwindel, Fazialisparese, Geruchs- und Geschmacksstörungen. Meist überwiegen die Felsenbeinlängsfrakturen über den Felsenbeinquerfrakturen oder Kombination von beiden (Wigand 1983). Die möglichen Komplikationen sind bedingt durch Ausmaß und Schwere der Schädigung. Als bedrohliche Komplikationen mit Gefahr für das Leben gelten Verletzungen des Gehirns und akute Blutungen. Es kann zur Schädigung des Gesichtsnerven, des Hör- und Gleichgewichtsorgans kommen, des weiteren zu einer posttraumatisch bedingten Labyrinthitis, anderen otogenen Komplikationen oder zu einem posttraumatisch sich entwickelnden Cholesteatom.

Damit keine bedrohlichen Komplikationen wie eine Meningitis (Früh- oder Spätmeningitis), Meningo-Enzephalitis, Temporalhirn- oder Kleinhirnabszeß entstehen können, ist die Diagnostik einer Liquorfistel äußerst wichtig. Dazu gehören neben anderen wichtigen Untersuchungsverfahren bei einer Felsenbeinfraktur ein Audiogramm, eine Vestibularisprüfung, ein Neurostatus mit Hirnnervenfunktionsprüfung inklusive elektrophysiologische Untersuchungen, ein HNO-Status mit Mikroinspektion der Ohren und konventionelle Röntgenaufnahmen einzusetzen, z. B. die Schüller-Meyer- oder Stenvers-Aufnahmen. Es ist weiterhin von Vorteil, bildgebende Verfahren wie z. B. ein Hochauflösungs-CT der gesamten Schädelbasis (Felsenbein und Nasennebenhöhlen) anzufertigen. Die Kernspintomographie kann insbesondere Verletzungen des Hirnparenchyms aufdecken. Falls Nasensekret in einem Reagenzgläschen vom Patienten selbst (notfalls mit Provokationsmaßnahmen) aufgefangen werden kann, kann dieses auf seinen Zuckergehalt (positiver Glukosetest) untersucht werden als möglicher Hinweis für Liquor. Neben klinischen Hinweisen für eine otobasale Fraktur mit Liquoraustritt (z. B. Stufen im äußeren Gehörgang, Trommelfelleinriß mit Austritt von klarer Flüssigkeit, Flüssigkeitsspiegel in der Paukenhöhle oder Hämatotympanon) kann eine Liquorfistel auch mit Hilfe einer endoskopischen Natrium-Fluorescein-Diagnostik (Messerklinger 1972), einer laborchemischen Natrium-Fluorescein-Identifikation oder einer immunologischen Liquordiagnostik mittels β_2-Transferrin-Bestimmung (Oberascher 1988) bei einer persistierenden Otoliquorrhoe oder Rhinoliquorrhoe mit einer hohen Trefferquote nachgewiesen werden.

Ein Patient mit einer otobasalen Fraktur und einer Liquorfistel sollte, neben der Überwachung und Behandlung der vitalen Funktionen zur Meningitisprophylaxe ein Antibiotikum erhalten. Es ist ratsam, eine Otoliquorrhoe (oder Rhinoliquorrhoe) vorerst (wenn keine bedrohliche akute Blutung, eine offene Dura- bzw. Hirnverletzung oder eine sofortige komplette periphere Fazialisparese mit Hinweis für eine Nervendurchtrennung vorliegt) zunächst abwartend gegenüber zu stehen, da sie vielfach nach einigen Tagen bis zu ca. 2 Wochen von selbst sistiert (im Gegensatz zur Rhinoliquorrhoe nach frontobasaler Fraktur, die möglichst bald operativ versorgt werden muß). Es ist dabei zu beachten, daß in den verletzten äußeren Gehörgang kein Ohrstreifen hineingelegt wird, da sonst durch die provozierte Liquorstauung eine Meningitis begünstigt werden kann. Es reicht, das

Ohr von außen steril abzudecken. Falls die Otoliquorrhoe oder die otogen bedingte Rhinoliquorrhoe nicht von selbst persistiert oder sich eine Meningitis anbahnt, muß man operativ tätig werden. Als absolute bzw. sofortige Operationsindikation gelten eine akute Blutung und eine offene Fraktur mit (oder ohne) Verletzung von Hirngewebe oder eine Fremdkörperinkorporation. Als weitere absolute Indikation für einen chirurgischen Eingriff sind eine Früh- oder Spätmeningitis, ein Hirnabszeß, eine Pneumatozele, eine komplette periphere Fazialisparese (insbesondere bei einer Sofortparese), eine Osteomyelitis sowie eine persistierende Otoliquorrhoe (oder Rhinoliquorrhoe). Als eine relative Operationsindikation kann eine Trommelfellperforation, eine Schalleitungsschwerhörigkeit und eine persistierende inkomplette periphere Fazialisparese (falls kosmetisch störend für den Patienten) angesehen werden. Auch ein Paukenerguß, der persistiert, kann ein Indiz für eine Liquorfistel sein, die ggf. operativ angegangen werden muß.

Als Operationswege zur Abdichtung der Duraverletzung bieten sich der endaurale, transmastoidale oder transtemporale Zugang an, je nach Ort und Ausmaß der Felsenbeinfraktur. Bei einer ausgedehnten Felsenbeinfraktur und insbesondere, wenn eine komplette periphere Fazialisparese vorliegt, ist es vorteilhaft, den transtemporalen Zugang von oben zur mittleren Schädelgrube zu wählen. Hierbei bekommt man einen schönen Überblick über das gesamte Felsenbein. Der gesamte Verlauf der Felsenbeinfraktur einschließlich der Duraverletzung kann übersichtlich dargestellt werden. Man kann sich außerdem den N. facialis, der häufig mitgeschädigt wird, im Bereich des Ganglion geniculi einschließlich des Fallopischen Kanals, wo vielfach eine Verletzungsstelle vorliegt (Fisch 1973), übersichtlich freilegen. Falls nötig, kann der Operateur über den erweiterten transtemporalen Zugang den Gesichtsnerven darstellen, von seinem Austritt aus dem Hirnstamm über seinen weiteren anatomischen Verlauf in den Kleinhirnbrückenwinkel, weiter über den inneren Gehörgang bis einschließlich seines tympanalen Verlaufs im Mittelohr. So kann dieser Nerv dekomprimiert werden oder, falls erforderlich, repariert werden (End-zu-End-Anastomose oder Interponat). Nach Knochenenttrümmerung und Reparationen von weiteren möglichen Schäden im Bereich der mittleren Schädelgrube kann die verletzte Dura mit Fascia lata, Fascia temporalis, Tutoplastdura oder Lyodura abgedeckt werden. Um einen möglichst luft- und wasserdichten Verschluß zu erhalten, ist es nach unserer Erfahrung sehr vorteilhaft, einen Fibrinkleber (Tissucol der Fa. Immuno) zu verwenden (Haid 1990). Notfalls kann über diesen Zugang auch gleichzeitig eine Schalleitungsschwerhörigkeit erkannt und mitbehandelt werden.

Auch eine operativ (iatrogen) bedingte Liquorfistel im Rahmen eines Eingriffes im Bereich der mittleren Schädelgrube (z. B. Operation eines Akustikusneurinoms, Neurektomie des N. vestibularis oder neuro-vaskuläre Dekompression = Neurolyse) über den erweiterten transtemporalen Zugang (beträchtliche Öffnung), muß exakt verschlossen werden. Dazu wird am besten ein größeres Muskelfaszienstück über den eröffneten inneren Gehörgang gelegt (Muskelplombe), das zusätzlich den weiter nach medial eröffneten Durabezirk zum Kleinhirnbrückenwinkel und ebenso die eröffneten pneumatischen Zellen in dieser Region noch mit auskleidet. Auch erfolgt die Adaption und Fixierung der Muskelplombe mit Fibrinkleber. Als nächste Schicht legen wir zusätzlich auf das Os petrosum noch ein homologes Durastück, das ebenfalls mit dem Gewebekleber fixiert wird.

Auf diese Art und Weise kann in der Regel ein sehr zuverlässiger Liquorverschluß erzielt werden.

Literatur

Bull HG, Ganzer U, Grüntzig J, Schirmer M (1987) Der Schädelbruch. Urban und Schwarzenberg, München Wien Baltimore

Fisch U (1973) Operations on the facial nerve in its labyrinthine and meatal course. In: Miehlke A (ed) Surgery of the facial nerve. Urban und Schwarzenberg, München Wien Baltimore

Haid CT (1990) Vestibularisprüfung und vestibuläre Erkrankungen. Ein Leitfaden für Praxis und Klinik zur Diagnostik und Therapie von Schwindel und Gleichgewichtsstörungen. Springer, Berlin Heidelberg

Haid CT, Wigand ME (1991) Neurektomie des N. vestibularis mit Neurolyse des N. VIII bei M. Menière: Videothek der Deutschen Gesellschaft für Hals-Nasen-Ohren-Heilkunde, Kopf- und Halschirurgie bei der B. Braun-Dexon GmbH

Haid CT, Wigand ME (1992) Advantages of the enlarged middle cranial fossa approach in acoustic neurinoma surgery. Acta Otolaryngol (Stockh) 112:14

House WF (1961) Surgical pressure of the internal auditory canal and its contents through the middle cranial fossa. Laryngoscope 71:1963

Messerklinger W (1972) Nasenendoskopie: Nachweis, Lokalisation und Differentialdiagnose der nasalen Liquorrhoe. HNO 20:268

Oberascher P (1988) Otoliquorrhoe – Rhinoliquorrhoe. Salzburger Konzept zur Liquordiagnostik. Laryngol Rhinol Otol 76:375

Wigand ME, Haid CT, Berg M (1989) The enlarged middle cranial fossa approach for surgery of the temporal bone and of the cerebello-pontine angle. Arch Otorhinolaryngol 246:99

Wigand ME (1983) Latero-Basal Injuries. In: Samii M, Brihaye J (eds) Traumatology of the Skull Base. Springer, Berlin Heidelberg, S 76

Ohr von außen steril abzudecken. Falls die Otoliquorrhoe oder die otogen bedingte Rhinoliquorrhoe nicht von selbst persistiert oder sich eine Meningitis anbahnt, muß man operativ tätig werden. Als absolute bzw. sofortige Operationsindikation gelten eine akute Blutung und eine offene Fraktur mit (oder ohne) Verletzung von Hirngewebe oder eine Fremdkörperinkorporation. Als weitere absolute Indikation für einen chirurgischen Eingriff sind eine Früh- oder Spätmeningitis, ein Hirnabszeß, eine Pneumatozele, eine komplette periphere Fazialisparese (insbesondere bei einer Sofortparese), eine Osteomyelitis sowie eine persistierende Otoliquorrhoe (oder Rhinoliquorrhoe). Als eine relative Operationsindikation kann eine Trommelfellperforation, eine Schalleitungsschwerhörigkeit und eine persistierende inkomplette periphere Fazialisparese (falls kosmetisch störend für den Patienten) angesehen werden. Auch ein Paukenerguß, der persistiert, kann ein Indiz für eine Liquorfistel sein, die ggf. operativ angegangen werden muß.

Als Operationswege zur Abdichtung der Duraverletzung bieten sich der endaurale, transmastoidale oder transtemporale Zugang an, je nach Ort und Ausmaß der Felsenbeinfraktur. Bei einer ausgedehnten Felsenbeinfraktur und insbesondere, wenn eine komplette periphere Fazialisparese vorliegt, ist es vorteilhaft, den transtemporalen Zugang von oben zur mittleren Schädelgrube zu wählen. Hierbei bekommt man einen schönen Überblick über das gesamte Felsenbein. Der gesamte Verlauf der Felsenbeinfraktur einschließlich der Duraverletzung kann übersichtlich dargestellt werden. Man kann sich außerdem den N. facialis, der häufig mitgeschädigt wird, im Bereich des Ganglion geniculi einschließlich des Fallopischen Kanals, wo vielfach eine Verletzungsstelle vorliegt (Fisch 1973), übersichtlich freilegen. Falls nötig, kann der Operateur über den erweiterten transtemporalen Zugang den Gesichtsnerven darstellen, von seinem Austritt aus dem Hirnstamm über seinen weiteren anatomischen Verlauf in den Kleinhirnbrückenwinkel, weiter über den inneren Gehörgang bis einschließlich seines tympanalen Verlaufs im Mittelohr. So kann dieser Nerv dekomprimiert werden oder, falls erforderlich, repariert werden (End-zu-End-Anastomose oder Interponat). Nach Knochenenttrümmerung und Reparationen von weiteren möglichen Schäden im Bereich der mittleren Schädelgrube kann die verletzte Dura mit Fascia lata, Fascia temporalis, Tutoplastdura oder Lyodura abgedeckt werden. Um einen möglichst luft- und wasserdichten Verschluß zu erhalten, ist es nach unserer Erfahrung sehr vorteilhaft, einen Fibrinkleber (Tissucol der Fa. Immuno) zu verwenden (Haid 1990). Notfalls kann über diesen Zugang auch gleichzeitig eine Schalleitungsschwerhörigkeit erkannt und mitbehandelt werden.

Auch eine operativ (iatrogen) bedingte Liquorfistel im Rahmen eines Eingriffes im Bereich der mittleren Schädelgrube (z. B. Operation eines Akustikusneurinoms, Neurektomie des N. vestibularis oder neuro-vaskuläre Dekompression = Neurolyse) über den erweiterten transtemporalen Zugang (beträchtliche Öffnung), muß exakt verschlossen werden. Dazu wird am besten ein größeres Muskelfaszienstück über den eröffneten inneren Gehörgang gelegt (Muskelplombe), das zusätzlich den weiter nach medial eröffneten Durabezirk zum Kleinhirnbrückenwinkel und ebenso die eröffneten pneumatischen Zellen in dieser Region noch mit auskleidet. Auch erfolgt die Adaption und Fixierung der Muskelplombe mit Fibrinkleber. Als nächste Schicht legen wir zusätzlich auf das Os petrosum noch ein homologes Durastück, das ebenfalls mit dem Gewebekleber fixiert wird.

Der Geruchssinn kann in der Mehrzahl der transfazialen Zugangswege zur Dura der vorderen Schädelbasis und auch beim transfrontalen *intra*duralen Vorgehen mit mikrochirurgischer Präparationsweise erhalten werden. Der transfrontale *extra*durale Zugang nach Unterberger beinhaltet die Durchtrennung von Riechfasern, soweit sie nicht durch den Unfall zerstört wurden, wenn die Dura der Lamina cribrosa beiderseits zur Darstellung der Frakturspalten angehoben werden muß. Deshalb ist diese Technik nur dann akzeptabel, wenn aufgrund eines Trümmerbruchs der Lamina cribrosa das Riechvermögen ohnehin verloren ist. Bei der Exposition von Duradefekten im Bereich der Stirnhöhlenhinterwand und der anterolateralen Schädelbasis erlaubt der transfrontale extradurale Weg eine Erhaltung des Riechvermögens.

Umschriebene Knochen- und Duradefekte der Stirnhöhlenhinterwand und der Anteile der vorderen Schädelbasis, die an den Sinus spenoidalis und das Siebbeinzellsystem angrenzen, lassen sich gut über den rhinochirurgischen fronto-orbitalen Zugang von unten versorgen und mit einer adäquaten Behandlung der Nasennebenhöhlen kombinieren. Umschriebene Frakturen des Siebbeindachs und der Keilbeinhöhle haben wir in der letzten Zeit zunehmend endonasal mikrochirurgisch – also ohne Schnittführung von außen – revidiert. Vor allem für die Keilbeinhöhle ist der endonasale Zugang die Methode der Wahl. Insbesondere die Keilbeinhöhlenhinterwand kann durch die Zugänge „von oben", sei es transfrontal extradural oder transfrontal intradural nicht ausreichend zuverlässig überblickt werden.

Der transfrontale *intra*durale Zugang ist zu bevorzugen:

1. Bei einer ausgedehnten Trümmerfraktur der vorderen Schädelbasis, die nahezu immer multiple Duradefekte mit Hirnprolaps beinhaltet. Das transfaziale Vorgehen würde mit einer zu ausgedehnten Knochenwegnahme und Schwächung der vorderen Schädelbasis verbunden sein.
2. Bei einem frontobasalen Duradefekt, unabhängig von Lokalisation und Ausdehnung, wenn gleichzeitig eine ausgedehnte Hirnverletzung und drohende Tentoriumschlitzeinklemmung vorhanden ist. In diesen Fällen muß die operative Dekompression des Endokraniums mit der Versorgung des Duradefekts kombiniert werden.

Der Zeitpunkt der Duradefektversorgung ist in interdisziplinärer Absprache festzulegen. Auf Einzelheiten soll hier nicht eingegangen werden.

Der transfrontale extraadurale Zugang (Unterberger 1958) (Abb. 1a–d)

1926 versorgte der berühmte Neurochirurg Dandy erstmals einen Lochbruch der Stirnhöhlenhinterwand unter Bildung eines osteoplastischen Knochendeckels und Verschluß des Duradefekts mit Fascia lata auf extraduralem Wege. Unterberger (1958) kommt das Verdienst zu, diese Technik als rhino-oto-chirurgische Operationsmethode propagiert, die Methode ausgebaut und ihr große Verbreitung in der Otorhinolaryngologie verschafft zu haben (Kley 1968). Unterberger benutzte dazu den 1912 erstmals von Babcock beschriebenen und 1938 von Mygind in das

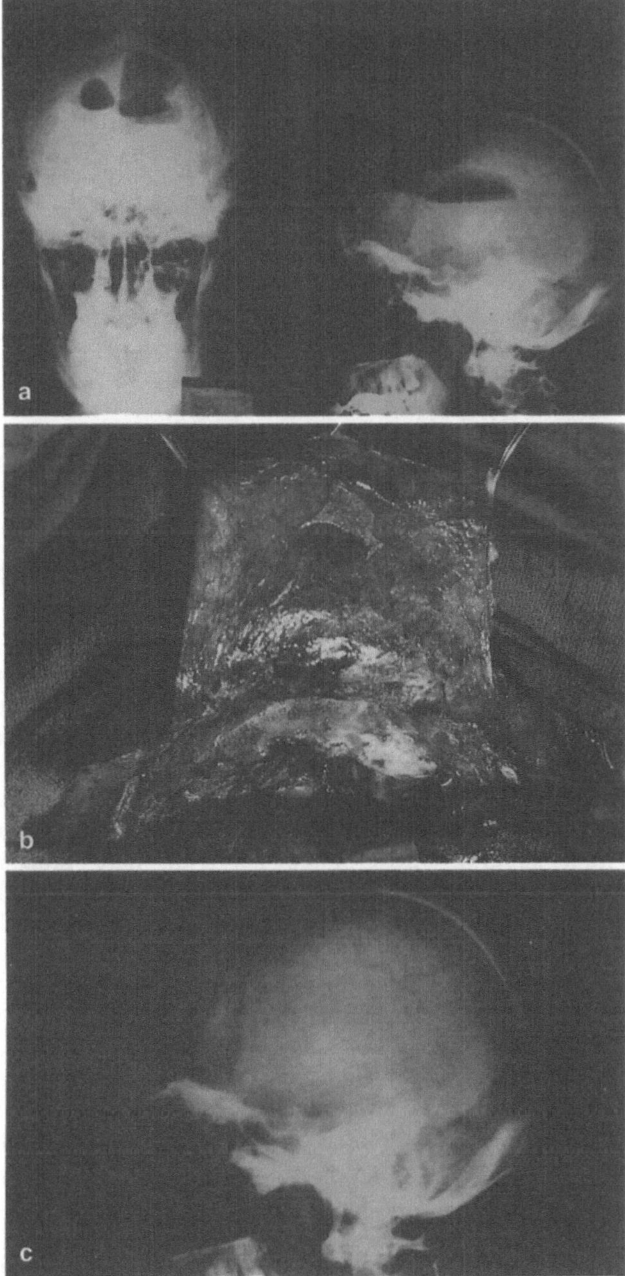

Abb. 1 a–d. Pat. Sch. M. Pneumencephalus im Rahmen eines epileptischen Anfalls 16 Jahre (!) nach frontobasaler Verletzung, die nicht operativ versorgt worden war. **a** Endokranielle Luftansammlung intradural und intraventrikulär im AP und seitlichen Übersichtsröntgenbild. **b** Transfrontale extradurale Exposition der vorderen Schädelbasis und Bildung eines caudal gestielten Galeaperiostlappens. **c** Seitliche Röntgenübersichtsaufnahme 14 Tage postoperativ. Die Luft ist resorbiert

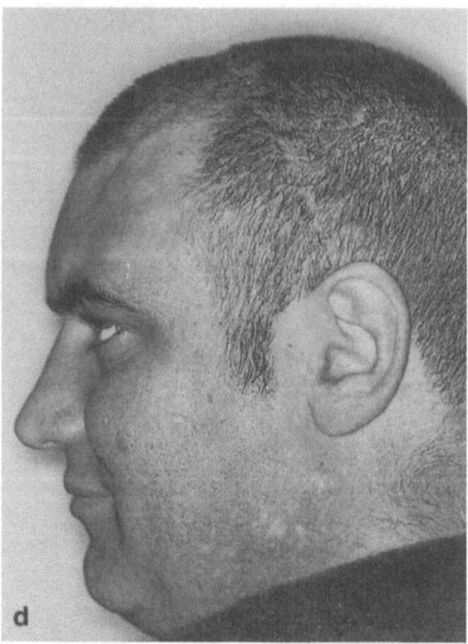

Abb. 1 d.
Der Patient 6 Wochen postoperativ

HNO-ärztliche Fachgebiet übernommenen Bügelschnitt in der Ohr-Scheitel-Ohr-Linie. Nach Herunterklappen des Skalplappens wird durch Anlegen von Bohrlöchern häufig ein bifrontaler osteoplastischer Knochendeckel gebildet, ähnlich wie bei der transfrontalen intraduralen Technik. Im nächsten Schritt löst man die Dura je nach Ausdehnung der Fraktur auf einer oder beiden Seiten lateral nach medial her präparierend von der Schädelbasis ab. Der intradural gelegene Sinus sagittalis superior wird erhalten. Die Dura mater muß in posteriorer Richtung so weit abgelöst werden, bis alle Frakturspalten dargestellt sind. Dabei ist es gelegentlich nicht zu umgehen, eventuell noch erhaltene Fila olfactoria zu durchtrennen. Dies ist ein Nachteil der Methode. Der caudal gestielte Galeaperiostlappen (Berendes 1959, Dumas und Laignel-Cavastine 1914) ist das ideale Material, um die gesamte vordere Schädelbasis bis zu den kleinen Keilbeinflügeln und auch die vordere Begrenzung der Sella wasserdicht abzudecken.

Zur Fixation des Galeaperiostlappens bevorzugen wir Fibrinkleber. Damit sind die technisch schwierig anzulegenden Fixationsnähte am kleine Keilbeinflügel nicht mehr erforderlich. Nach Wiedereinsetzen des osteoplastischen Knochendeckels hat es sich aus ästhetischen Gründen bewährt, die Bohrlöcher mit Knochenstaub und Fibrinkleber zu verschließen. Die Bohrlöcher können alternativ mit dem neuen IONOS-Knochenzement[1] aufgefüllt werden. Wir haben auch gute erste Erfahrungen mit diesem Knochenzement für die stabile Vereinigung von Knochenfragmenten gemacht, da er sich im Gegensatz zum Methylmetakrylat fest mit dem Knochen verbindet.

---

[1] Fa. IONOS, 8031 Seefeld, Oberbayern, z.Zt. in klinischer Erprobung

Transfronto-orbitaler Zugang (Abb. 2a – c)

Der transfronto-orbitale Zugang, ursprünglich zur Behandlung von entzündlichen Stirnhöhlen- und Siebbeinerkrankungen entwickelt, eignet sich in hervorragender Weise zur Rekonstruktion von Duradefekten der Stirnhöhlenhinterwand und des Siebbeindachs. Die Präparation erfolgt mikrochirurgisch. Die Schädelbasis wird von unten her exponiert und gleichzeitig eine Enttrümmerung der Nasennebenhöhlen, soweit dies zur Darstellung des Duradefekts erforderlich ist, vorgenommen. Eine unnötige Schwächung des Gesichtsschädelskeletts ist zu vermeiden. Die Riechnervenfunktion bleibt bei diesem Vorgehen erhalten. Die Frakturlinie an der Hinterwand der Stirnhöhle wird mit dem Bohrer erweitert und eine eventuelle Duraläsion exakt dargestellt. Mikrostanzen und ein Tellermesser, wie wir es aus der Ohrchirurgie kennen, sind dabei nützlich. Soweit möglich, näht man den Duraschlitz mit Einzelknopfnähten. Zusätzlich wird der adaptierte Hirnhautdefekt mit Fascia lata oder konservierter Dura, zwischen Knochen und Dura eingeschoben, gesichert. Die Fixation erfolgt mit Fibrinkleber.

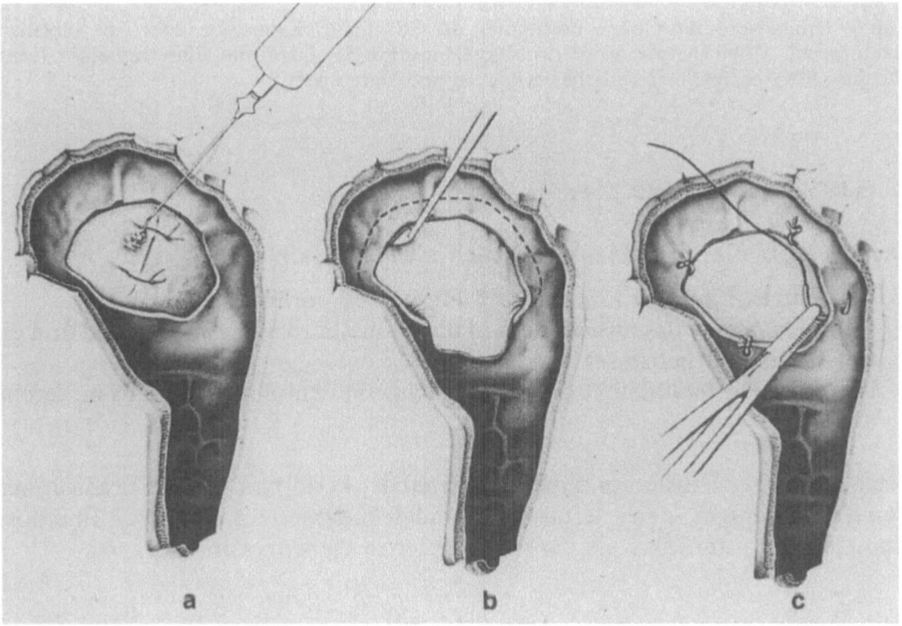

Abb. 2a – c. Duraplastik im Bereich der Stirnhöhlenhinterwand. **a** Die Duraränder sind mit Einzelknopfnähten adaptiert. Fibrinkleber wird aufgebracht. **b** Abdecken der Duraläsion mit einem freien Transplantat, welches zwischen Knochen und Dura eingeschoben und mit Fibrinkleber fixiert wird. **c** Ein größeres Transplantat wird zusätzlich mit Einzelknopfnähten am Knochen angesteppt

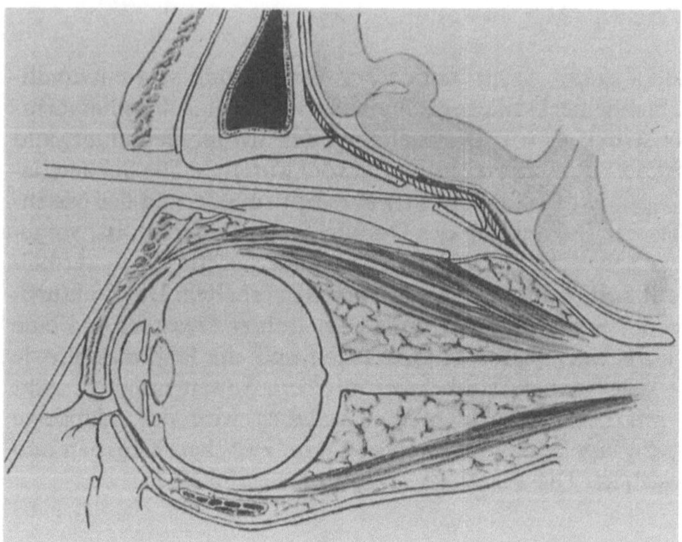

Abb. 3. Orbitadachfraktur ohne Beteiligung der Stirnhöhle. Exposition über eine subciliare Hautinzision, Mobilisierung der Periorbita, Exposition der Dura und Einsetzen eines Transplantats (Pfeil, schraffiert), zwischen Knochen und Duraränder

Duradefekt im Orbitadachbereich (Abb. 3)

Defekte der Dura im Orbitadachbereich müssen verschlossen werden, wenn:

1. Der Verdacht auf ein Liquorkissen im Oberlid vorliegt.
2. Wenn Fragmente des Orbitadachs in das Frontalhirn eingesprengt sind und die Gefahr eine Hirnabzesses besteht.
3. Wenn der Hirnhautdefekt des Orbitadachs mit dem Sinus frontalis in Verbindung steht.

Nach subciliarer Inzision und Abpräparieren der Periorbita vom Orbitadach werden Knochenfragmente entfernt, der Duradefekt dargestellt und durch Interposition eines Autotransplantats oder konservierter Dura verschlossen.

Duraplastik im Bereich der Lamina cribrosa („Mittellinienproblem")

Technische Schwierigkeiten können entstehen, wenn eine Fraktur vom Siebbeindach zur Lamina cribrosa auf einer oder beiden Seiten zieht (Draf 1990). In solchen Fällen kann man zwar lateral ein Duratransplantat zwischen Knochen und Dura einsetzen, medial ist dies jedoch nur unter zumindest umschriebener Traumatisierung der Riechfasern möglich. Deshalb wurden einige Techniken entwickelt, bei denen der Duradefekt durch ein Transplantat gedeckt werden kann, medial jedoch nur auf den Knochen aufgelegt, mit Fibrinkleber fixiert und mit

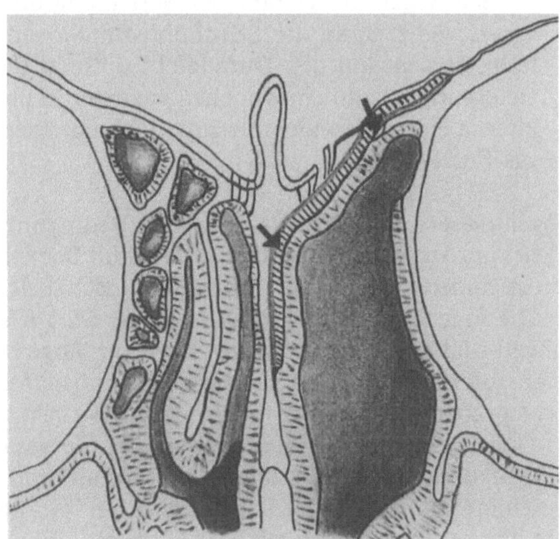

Abb. 4. Duraplastik nach Kley zur Versorgung einseitiger Frakturen der Schädelbasis bis zur Mittellinie. Nach gleichzeitiger Ethmoidektomie wird der Frakturspalt exponiert. Das Transplantat (Fascie oder konservierte Dura Pfeil, schraffiert) wird lateral zwischen Knochen und Dura eingeschoben, medial durch Aufkleben auf die Lamina perpendicularis des Septum nasale und Abdeckung mit einem medial gestielten Mucoperiostlappen vom Siebbeindach fixiert

einem gestielten mukoperiostalen Lappen von der entknöcherten mittleren Muschel gesichert wird. Eine dieser Techniken ist die Duraplastik nach Kley (1973, Abb. 4).

Liquorfisteln im Bereich der Keilbeinhöhle

Liquorfisteln im Bereich der Keilbeinhöhle sind diagnostisch und operativ problematisch. Sie treten entweder im Rahmen einer umschriebenen Fraktur des Sinus sphenoidalis selbst oder als Teil einer ein- oder doppelseitigen Trümmerfraktur der vorderen und/oder seitlichen Schädelbasis auf. Zur Sicherung einer minimalen Rhinoliquorrhoe aus kleinsten Duradefekten in diesem Bereich hat sich die Fluoresceinprobe nach Messerklinger (1972) unter Zuhilfenahme des Nasenendoskops bewährt. Weitere Einzelheiten zum derzeitigen Stand der Liquordiagnostik finden sich bei Samii und Draf (1989).

Die operative Behandlung der in der Keilbeinhöhle lokalisierten Liquorrhoe ist aus mehreren Gründen schwierig:

1. Der Sinus sphenoidalis liegt versteckt in der Tiefe des Gesichtsschädels. Er weist nicht selten verschiedene Recessus auf, deren Einsicht auch mit dem Operationsmikroskop ungenügend ist. Die Kombination von mikroskopischer und endoskopischer Betrachtung ist dann empfehlenswert.
2. Der Liquorfluß ist meist reichlich, da die Keilbeinhöhle von basalen Zisternen umgeben ist. Die Fixation des Duraverschlußmaterials kann deshalb schwierig sein.
3. Die Keilbeinhöhlenwand-Knochenfragmente in unmittelbarer Nachbarschaft zur A. carotis interna, dem Sinus cavernosus und den Hirnnerven II, III, IV

können wegen der Gefahr der Verletzung dieser Strukturen nicht in gleicher Weise, wie z. B. an der Stirnhöhlenhinterwand oder dem Siebbeindach, entfernt werden, um den Duradefekt optimal darzustellen.

4. Gelegentlich kann ein Knochenfragment in den kavernösen Teil der A. carotis interna einspießen und zur Entwicklung einer Carotis-interna-Sinus-cavernosus-Fistel führen.

Wegen dieser speziellen anatomischen Bedingungen unterscheiden sich die Techniken zum Verschluß eines Duradefekts im Bereich des Sinus sphenoidalis von denen in anderen Bereichen der vorderen Schädelbasis.

Die sogenannte *Tabaksbeuteltechnik nach Kley* (1967) ist bei frischen Verletzungen und auch bei operativer Revision länger zurückliegender Traumen angezeigt, sofern die Mukosa so stark traumatisiert ist, daß mukoperiostale Lappen nicht präpariert werden können (Abb. 5a–c).

Dabei ist es von größter Bedeutung, die gesamte Schleimhaut zu entfernen, um Mukozelen zwischen dem Endokranium und der Duraplastik zu verhindern. Anschließend wird ein entsprechend der Größe der Keilbeinhöhle zurechtgeschnittenes rundliches Stück Fascia lata im Sinne eines Tabaksbeutels gefaltet und mit trockenem Fibrinschwamm angefüllt. Dieses Autotransplantat bringt man in

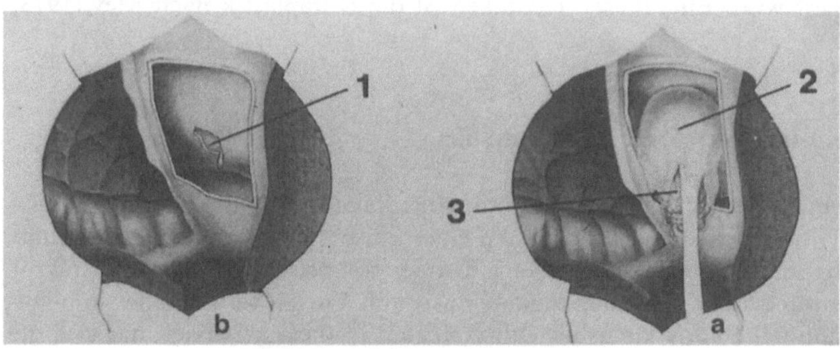

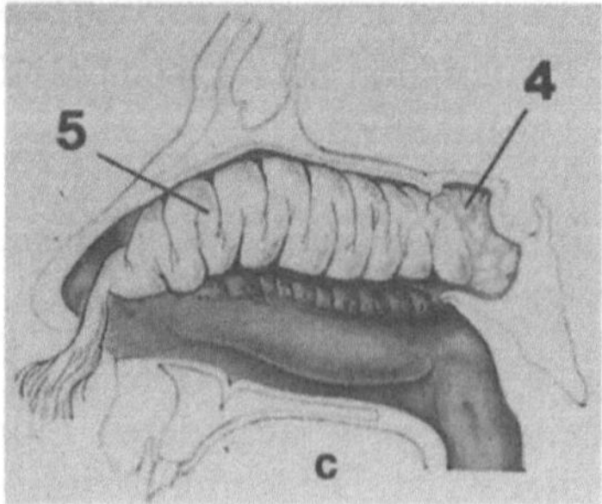

Abb. 5a–c. „Tabaksbeuteltechnik" nach Kley zur transfrontoethmoidalen Versorgung eines Duradefekts im Bereich der Keilbeinhöhle. **a** Mikrochirurgischer Blick auf den Duradefekt nach Entfernung der Keilbeinhöhlenvorderwand. 1, Knochen- und Duraverletzung. **b** Einsetzen des mit Fibrinkleber benetzten Tabakbeutels. 2, Fascia lata; 3, Fibrinschwamm. **c** Sagittalschnitt. Der Tabaksbeutel ist mit intranasaler Salbentamponade gesichert. 4, Fettwürfeltamponade mit Fibrinkleber; 5, Nasentamponade

die Keilbeinhöhle ein, so daß die Öffnung des Tabaksbeutels nach vorne zeigt. Der Inhalt wird mit Tetracyclinlösung getränkt. Dadurch schwillt die schwammgefüllte Tamponade und drückt die Fascie gegen die knöcherne Keilbeinhöhlenbegrenzung. Sofern der Liquorfluß nicht zu stark ist, können die Knochenwände zuvor mit einer dünnen Schicht Fibrinkleber belegt werden.

Der Vorteil ist, daß die gesamte knöcherne Keilbeinhöhlenwandung einschließlich sehr schmaler, kaum sichtbarer Knochenfissuren abgedeckt ist.

Zum Verschluß größerer Knochenlücken nach ausgedehnten Traumen oder exzessiver Wegnahme der knöchernen Wandung im Rahmen einer neurochirurgischen Tumorentfernung haben wir (Draf 1983) den plastischen Verschluß mit frisch entnommenen autogenen Fettwürfeln, Fascie und Mucoperiostlappen unter Zuhilfenahme des Fibrinklebers als alternative Technik entwickelt (Fig. 6). Die Vorderwand des Sinus sphenoidalis wird entfernt unter Erhaltung der Sinusmucosa und Bildung von lateral gestielten Schleimhautperiostlappen. Nach Resektion des Septum sphenoidale kann die gesamte Keilbeinhöhle überblickt werden. Der gelegentlich abundante Liquorfluß muß durch schrittweises Aufbringen schmaler

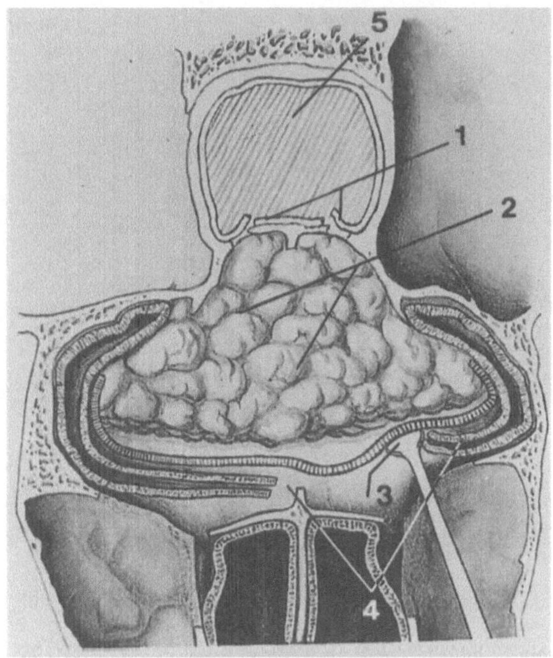

Abb. 6. Transethmoidale sekundäre Versorgung einer älteren Keilbeinhöhlen-Duraverletzung nach Draf. Horizontalschnitt durch den oberen Teil der Keilbeinhöhle. Die doppelseitigen Duradefekte im Sinus sphenoidalis sind transethmoidal nach beidseitiger vollständiger Siebbeinausräumung adäquat exponiert. Doppelseitige laterale Schleimhautlappen sind gebildet. Die Duradefekte wurden mit durch Fibrinkleber verklumpten Fettwürfeln abgedeckt. Diese erste Lage ist mit einem freien Fascien- oder Duratransplantat umhüllt und darauf die gestielten Schleimhautlappen geklebt. Eine ca. 10tägige Nasentamponade ist erforderlich. 1, Duraverletzung; 2, Fettwürfel mit Fibrinkleber fixiert; 3, Fascia lata od. lösungsmittelgetrocknete Dura; 4, Lateral gestielter Schleimhautlappen; 5, Hypophyse

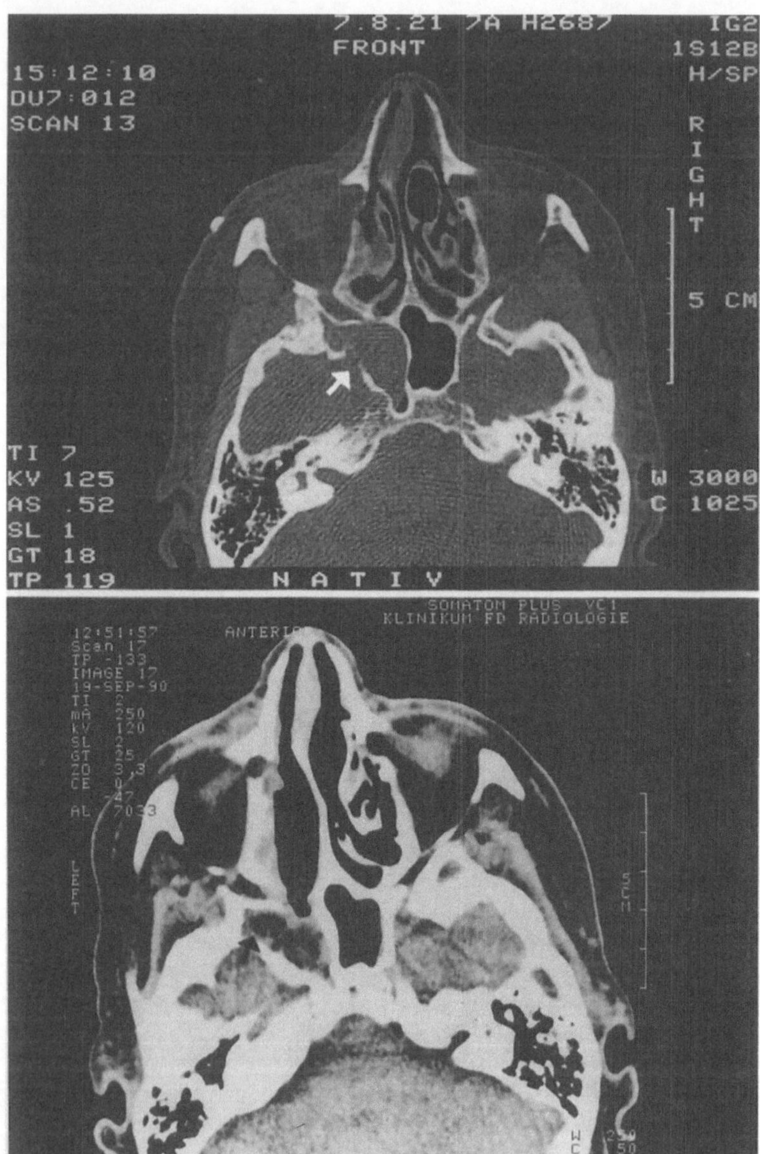

Abb. 7. 70jährige Patientin mit Duraverletzung und Arachnoidalzyste der linken Keilbeinhöhle nach transmaxillärer Nasennebenhöhlenoperation vor 30 Jahren. Zustand nach mehreren Meningitiden. Zustand nach Versuch der neurochirurgischen transfrontalen intraduralen Deckung. *Oben:* Hochauflösungs-Computertomographie, axialer Schnitt mit Arachnoidalzyste der linken Keilbeinhöhle und Knochendefekt (Pfeil); *unten:* Zustand nach Deckung des Duradefekts durch die Fettwürfeltechnik nach Draf (Pfeil)

Fettwürfel unter Fixation mit Fibrinkleber gestoppt werden. Nach Obliteration der Keilbeinhöhle mit Fett werden diese Würfel mit Fascia lata oder lösungsmittel-getrockneter Dura abgedeckt. Dabei dient der Hinterrand des nasalen Septums als Stütze. Als dritte Lage werden die lateral gestielten Mucoperiostlappen auf die Fascia lata bzw. konservierte Dura aufgeklebt. Eine Nasenstreifentamponade, die mit antibiotikahaltiger Salbe getränkt ist, empfiehlt sich über ca. 10 Tage. Fig. 7 a − b zeigt den Verschluß einer linksseitigen Keilbeinhöhlen-Liquorfistel mit Arachnoidalcyste 30 Jahre (!) nach Verletzung im Rahmen eines transmaxillären Nebenhöhleneingriffs. Ein neurochirurgischer Verschlußversuch war bereits fehlgeschlagen. Die Patientin hatte mehrfach akute Meningitiden durchgemacht.

Zusammenfassung

Für die Versorgung rhinobasaler Liquorfisteln ergeben sich folgende praktische Empfehlungen:

1. Die Auswahl des chirurgischen Zugangs muß der speziellen Situation des Patienten gerecht werden und darf nicht aus dem Blickwinkel nur eines Faches erfolgen.
2. Die frühe definitive, ggfs. interdisziplinäre Primärversorgung in *einem* operativen Eingriff ist anzustreben. Sind dafür die Voraussetzungen nicht gegeben, kann die operative Behandlung auch in verschiedene operative Schritte unterteilt werden.
3. Da die Nasennebenhöhlen immer keimbesiedelt sind, ist die operative Revision von Defekten der frontobasalen Dura unabdingbar, auch wenn die Liquorrhoe spontan zum Stehen kommt. Aus der Literatur und eigener Erfahrung ist abzuleiten, daß intrakranielle Komplikationen auch noch nach vielen Jahren auftreten können, wenn dies unterlassen wird.

Literatur

Babcock WW (1912) zit n. Walker AE (1951) A history of neurological surgery. Baltimore Williams and Wilkins
Berendes J (1959) Diskussionsbemerkung. 42. Versammlung Südwestdeutsche HNO-Ärzte
Dandy WE (1926) Pneumocephalus (intracranial pneumatocele or aerocele). Arch Surg 12:949
Draf W (1980) Erfahrungen mit der Technik der Fibrinklebung in der Hals-Nasen-Ohren-Chirurgie. Laryng Rhinol Otol 59:99−107
Draf W (1983) in Draf W, Samii M (1983) Fronto-Basal Injuries − Principles in Diagnosis and Treatment. In: Samii M and Brihaye J (Ed.) Traumatology of the Skull Base. Springer Berlin Heidelberg New York pp 61−63
Dumas G, Laignel-Cavastine J (1914) Les variations de pression du liquide cephalorachidien dans leurs rapports avec less emotions. Encephale 9:19−21
Kley W (1967) Diagnostik und operative Versorgung von Keilbeinhöhlenfrakturen. Laryng Rhinol Otol (Stuttg) 46:469−478
Kley W (1968) Die Unfallchirurgie der Schädelbasis und der pneumatischen Räume. Arch Oto-Rhino-Laryng 191:1−216 (Kongreßbericht 1968)
Kley W (1973) Faszienplastiken im Bereich der vorderen und mittleren Schädelbasis und im Bereich der Nasennebenhöhlen. Laryng Rhinol Otol (Stuttg) 52:255

Messerklinger W (1972) Nasenendoskopie: Nachweis, Lokalisation und Differentialdiagnose der nasalen Liquorrhoe. HNO (Berl) 20:268–270
Mygind SH (1938) Herunterklappen des Skalps bei Ostitis frontalis. Acta Oto-Laryng (Stockh) 26:537
Samii M, Draf W (1989) Surgery of the Skull Base. An Interdisciplinary Approach. Springer Berlin Heidelberg New York
Unterberger S (1958) Zur Versorgung frontobasaler Verletzungen. Arch Otorhinolaryngol 172:463
Wullstein HL (1972) Hat Terminologie zur Definition unseres Faches eine praktische Bedeutung? HNO (Berl) 20:259–261

Die Abbildungen 2, 3, 4, 5 und 6 sind aus M. Samii, W. Draf: Surgery of the Skull Base. An Interdisciplinary Approach, Springer 1989, entnommen.

Für die Überlassung der Röntgen- und CT-Bilder danken wir Herrn Prof. Dr. med. J. P. Haas und Frau Oberärztin Dr. med. G. Kahle, Radiologisches Institut, Städtisches Klinikum Fulda, Lehrkrankenhaus der Universität Marburg.

V. Nase und ihre Nebenhöhlen

Zum Einsatz des Fibrinklebers
in der funktionell-ästhetischen Nasenchirurgie

H. BAUMANN

Während sich verschiedene Methoden zur Wiederherstellung von Defekten der Nase historisch bis in das dritte Jahrhundert vor Christi zurückverfolgen lassen, ist die moderne Septorhinoplastik erst ein Kind unseres Jahrhunderts.

Es ist diese Tagung in Berlin sehr gut geeignet, die beiden Mediziner zu würdigen, die diese Entwicklung eingeleitet haben und unterschiedlich lange hier in Berlin gewirkt haben. Als erster sei hier Jaques Joseph (1898) genannt, der die Korrektur einer äußeren Nasendeformität auf endonasalem Weg ausführte und seine Erfahrungen zur ästhetischen Nasenchirurgie in seinem Buch „Nasenplastik und sonstige Gesichtsplastik" festhielt (Joseph 1931).

Im Sinne der Septumkorrektur mit Erhalt beider Septumschleimhautblätter wirkte als bekanntester Operateur Gustav Killian (1904). Dabei ist vor allem zu vermerken, daß seine Gedanken und operativen Modifikationen zur Septumbegradigung wesentlich weiter reichten, als sie in der allgemein bekannten submukösen Fensterungsresektion des Septums über Jahrzehnte bis in die Gegenwart angewendet wurden und dabei erstarrten. Die Grenzen dieser Methode sind heute allgemein bekannt. Sie liegen in der Beschränkung der Operation auf das Nasenseptum mit dem unbedingten Erhalt des „Fensterrahmens" im Nasenrücken und am kaudalen Septum, da es sonst zur Sattelnase oder zum Absinken des Nasensteges mit „hidden Columella" und Belüftungsstörungen unweigerlich kommt. Die mit der Fensterungsresektion verknüpften Knorpel- und Knochenresektionen am Septum bedingen Ernährungsstörungen infolge Narbenretraktionen, die Austrockungen der Schleimhäute, Krusten- und Borkenbildungen sowie zahlreiche Septumperforationen auch bei Primärerhalt der Schleimhautblätter zur Folge haben. Die fehlende Möglichkeit fortführender rhinoplastischer Maßnahmen auf das übrige Nasengerüst wird in ca. 60% – 70% aller zur Septumoperation anstehenden Patienten erheblich eingeschränkt und ist später in Zweitoperationen schwer zu beheben.

Diese Gründe waren es neben neuen Erkenntnissen über die praktische Bedeutung von anatomischen Strukturen der Nase, wie zum Beispiel der Nasenvorhofklappe durch Mink (1920), der Prämaxilla von Klaff (1956) und der Keystone-Area von Cottle (1948), daß es vor allem Fomon (1970), Cottle (1948), Goldman (1956) und Wexler (1977) gelang, die moderne korrektive Rhinoplastik zu begründen.

Im Mittelpunkt der korrektiven Rhinoplastik steht die Operation am Nasenseptum. Sie ist nicht nur der häufigste unserer rhinoplastischen Eingriffe, sondern oftmals auch der schwierigste Teil der ganzen Operation. So hängt doch gerade vom Beherrschen der Septumplastik in allen Operationsschritten der erzielte Erfolg einer verbesserten Nasenatmung ab.

B. Freigang/H. Weerda (Hrsg.)
Fibrinklebung in der Otorhinolaryngologie
© Springer-Verlag Berlin Heidelberg 1992

Es ist das große Verdienst von Cottle (1948), einen generell methodischen Leitweg aufgezeigt zu haben, der es dem Operateur ermöglicht, in jedem Falle systematisch vorzugehen, die morphologischen Veränderungen aufzudecken und die funktionellen Störungen zu beseitigen.

Dabei wurden mit der Cottle-Technik die Grundforderungen wie

— geeigneter Zugangsweg
— Korrekturmöglichkeit in jedem Ort des Septums
— konservative Mobilisation mit Schonung von Mukoperichondrium und Mukoperiost
— Radikalität des Eingriffes bei Erfordernis mit
— Wiederherstellung der Strukturen unter guter Fixation
— gute Funktion der Nase
— Erzielen eines guten ästhetischen Ergebnisses

am besten erfüllt.

Dazu kommt, daß mit der Weiterentwicklung der Technik durch Masing (1971) und Huizing (1973) das angestrebte Ziel einer gewebeschonenden Technik mit sparsamen Resektionen und geringer Traumatisierung weiter vervollkommnet wurde. Hier ist vor allem anstelle des maxillo-prämaxillären Zuganges der hintere Einstieg zur Mobilisation des Septums am Nasenboden hervorzuheben. Es ist weniger gewebetraumatisierend, im operativen Vorgehen schneller durchführbar und wegen des Verletzungsausschlusses am Foramen incisivum auch blutärmer.

Als geeignetes operatives Vorgehen am Nasenseptum empfiehlt sich heute nach dem Hemitransfixionsschnitt die Mobilisation der Septumschleimhautblätter über die oberen Tunnel rechts und links. Horizontale und vertikale Ritzschnitte ermöglichen die rasche Einstellung des Septums in der Medianlinie, wobei im Regelfalle nach der Durchführung des hinteren Einstieges die Anteile der deviierten Prämaxilla und der Blockierung in Region V des Septums beseitigt werden können. Das Anlegen einer Columella-Tasche und das Fixieren des kaudalen Septumendes durch Rotation in dieser Tasche mittels Fixationsnähten durch die medialen Flügelknorpel beenden die korrektive Septumplastic. Dabei liegt der Rotationspunkt in der Keystone-Area. Mit einbezogen sind notwendig werdende Knorpel- und Knochenresektionen sowie anschließende Reimplantationen in gecrushter oder mosaikartig implantierter Form.

Die gewonnenen Erkenntnisse von Hellmich (1973) zum Verhalten der Knorpelstrukturen gestatten die sichere Verwendung von Knorpelmaterial als Austauschmaterial, Transplantat oder Implantat, als gecrushten Knorpel oder als Platzhalter für späte Zweiteingriffe. Hier ist die Fibrinklebung nützlich, worauf später noch einzugehen ist.

Oftmals ist die korrekte spannungsfreie Einstellung des Septums in Medianlinie nur machbar durch die gleichzeitig durchzuführende Operation an der knorpeligen und vor allem knöchernen Pyramide. So kann bei knorpeliger Schiefnase die Trennung von Septum- und Seitenknorpel nötig und eine Reduktion am längeren Seitenknorpel erforderlich werden. Die knöcherne Schiefnase erfordert zusätzlich alle Osteotomieschritte einschließlich der Keilosteotomie am längeren Pyramidenschenkel. Diese Osteotomien dienen der allseitigen Mobilisation der knöchernen Nase bei Schiefnasen, Höckernasen, Spannungsnasen und Sattelnasen. Sie kommen immer nacheinander und konsequent vom Nasenrücken beginnend als paramediane, laterale und transversale Osteotomien zur Anwendung und haben die komplette spannungsfreie Mobilisation der Nasenpyramide mit Einstellung in Medianlinie zum Ziel. Geeignete standardisierte Schnittführungen, wie IC-Schnitt, Vestibulumrandschnitt, gehen den erforderlichen Untertunnelungen vor den Osteotomien voraus.

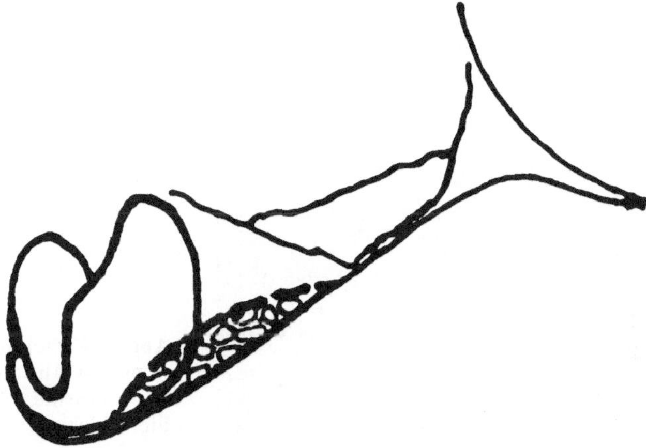

Abb. 1. Fibrinklebung zur sicheren Positionierung von gecrushtem Knorpel

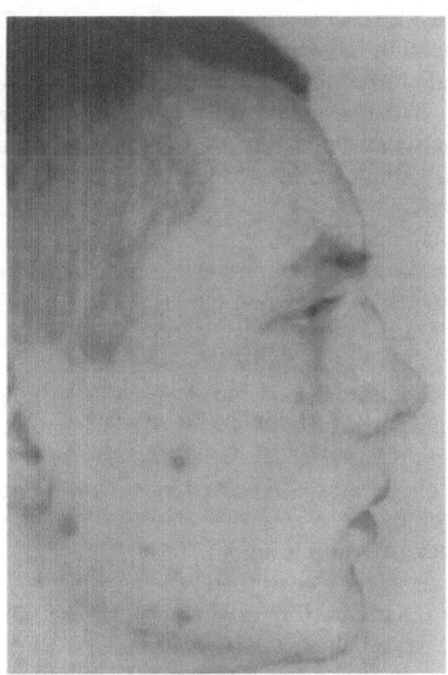

Abb. 2. Knorpelige Sattelnase vor der Operation

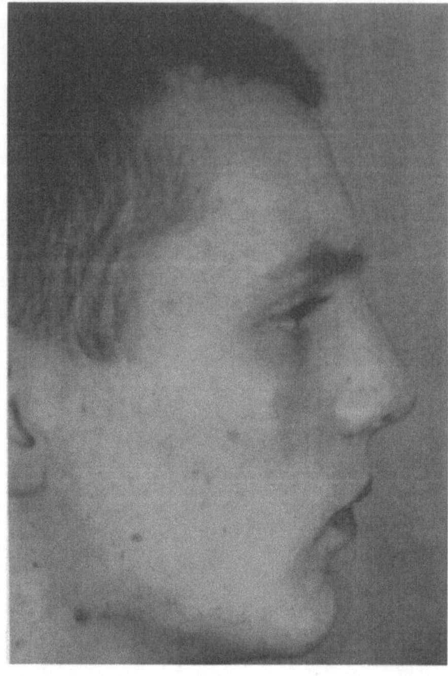

Abb. 3. Korrektur der knorpeligen Sattelnase mittels Austauschplastik. Unterfütterung mit gecrushtem Knorpel und abschließender Fibrinklebung

Nach erfolgter Mobilisation gilt zu bedenken, daß eine durchgeführte Rhinoplastik so gut ist, wie sie fixiert wird. Deshalb ist der guten und ausreichenden Fixation des mobilisierten und ggf. reimplantierten Knorpel- und Knochenmaterials intraoperativ und postoperativ besonderes Augenmerk zu schenken.

Wir verwenden zur inneren Stabilisierung für 2 Tage Tamponaden mit physiologischer NaCl-Lösung oder antibiotikahaltige Salbentamponaden. Gegebenenfalls werden Silikonfolien an beiden Seiten der Septumschleimhautblätter fixiert und für 10–14 Tage belassen. Eine äußere Schienung erfolgt bei Osteotomien, wozu neben Gips, Aluminiumschienen oder Kunststoff für ca. 1 Woche zum Einsatz kommen können. Spätere Heftpflasterzügelungen der äußeren Nase sind für weitere 1–2 Wochen günstig. Fixationsnähte sollen für ca. 1 Woche Stabilität bewirken.

Die Anwendung des Fibrinklebers in dieser Operationsphase erscheint uns vorteilhaft. Er gestattet eine sichere Plazierung und Modellierung von gecrushtem Knorpel unter dem Nasenrücken beim Ausgleich von Einsattelungen (Abb. 1–3). Reimplantierter Knorpel im Mosaik für die hintere Nase läßt sich zwischen den Schleimhautblättern sicher positionieren (Abb. 4). Ebenso ist der sichere Verschluß des open roof bei Höckerabtragungen mit anschließender Gewebeabdeckung mittels Fibrinklebung zu empfehlen und die abschließende Fibrinklebung der Hauttunnel (Nasenrücken, seitliche Nasenregion) zwecks besserer Wundadaptation möglich. Durch die Fibrinklebung werden zudem gute Ergebnisse bezüglich der Wundheilung und Kosmetik in der Wundadaptation bei Nasenflügelkorrekturen und beim Einsatz von freien Hauttransplantaten erreicht.

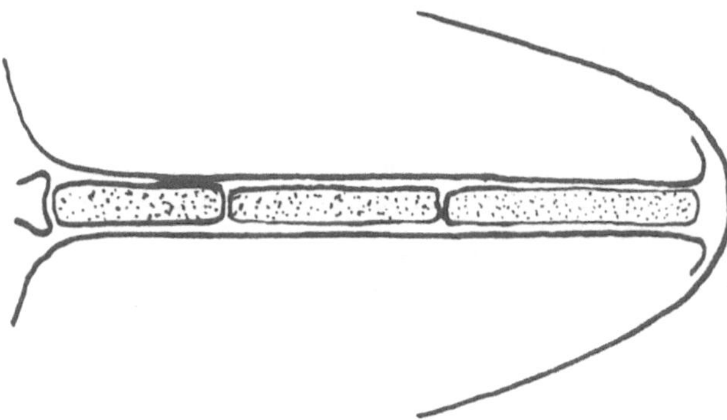

Abb. 4. Fibrinklebung zwischen den Septumschleimhautblättern

Tabelle 1. Anwendung des Fibrinklebers bei der Septorhinoplastik

- Septumperforationsverschlüsse
- Fixation
    - verletzte Septumschleimhaut
    - gecrushter Knorpel
    - reimplantierter Knorpel
- Wundadaptation
    - Hauttunnel
    - Nasenflügelkorrekturen
    - freie Transplantate

Wir verwenden den Fibrinkleber immer beim Verschluß von Septumperforationen mit und ohne Knorpelimplantation sowie bei der operativen Versorgung von Septumabszessen mit Reimplantationsmaterial (Tab. 1).

Empfehlenswert ist die Fibrinklebung zum Verschluß von Septumschleimhauteinrissen. Sie können damit sicher adaptiert werden und die Gefahr verlängerter Nachsorge beseitigen. Die Fibrinklebung stellt in der funktionell-ästhetischen Nasenchirurgie eine Bereicherung dar und dient vor allem dazu, optimale Operationsergebnisse in ästhetischer und funktioneller Hinsicht zu sichern.

Literatur

Cottle MH, Loring RM (1948) Surgery of the nasal septum. New operative procedures and indications. Ann Otol Rhinol Laryngol, St. Louis 57:707

Fomon S, Beil J (1970) Rhinoplasty − new concepts − Evaluation and application, Vol. XVI. Thomas, Springfield, Ill., p 314

Goldman I (1956) New technique in surgery of the deviated septum. Arch Otolaryngol 64:183

Hellmich S (1973) Das Problem der Knorpelverbiegung in der Nasenchirurgie. HNO, Berlin 21:223

Huizing EH, Sedee GA, Wentges RTR (1973) Corrective Neuchirurgie. De Sleutelstad, Leiden

Joseph J (1898) Die operative Verkleinerung der Nase. Med Soc Berl 11:V

Joseph J (1931) Nasenplastik und sonstige Gesichtsplastik. Kabitsch, Leipzig
Klaff D (1956) The surgical anatomy of the anterocaudal portion of the nasal septum: a study
  of the area in the Premaxilla. Laryngoscope, St. Louis 66:995
Killian G (1904) Die submuköse Fensterresektion der Nasenscheidewand. Arch Laryng Rhinol
  Berl 16:362
Masing H (1971) Eingriffe an der Nase. Die Chirurgie der äußeren Nase und der Nasenscheide-
  wand. In: Theissing G (ed) Kurze HNO-Operationslehre, Bd 1. Operative Eingriffe an Nase.
  Thieme, Stuttgart
Mink PJ (1920) Physiologie der oberen Luftwege. Leipzig
Wexler MR (1977) Surgical repair of the caudal end of the septum. Laryngoscope, St. Louis
  87:304

Endonasale und extranasale Chirurgie der Nase und der Nasennebenhöhlen – Einsatz des Fibrinklebers

K. HÖRMANN

Das Konzept der mucosaerhaltenden endoskopgestützten Nebenhöhlenchirurgie heißt: „Weg von der Radikaloperation, hin zur Schleimhautrehabilitation".

Voraussetzung einer gesunden Schleimhaut im Bereich des oberen Respirationstraktes ist die freie Ventilation. Die physiologischen Ostien zwischen Nase und Nasennebenhöhlen müssen also offen sein. Nur dann finden wir das physiologische Verhältnis Flimmerepithelien: Becherzellen 5:1. Die lokale sekretorische und zelluläre Immunität befindet sich bei der normalen mucociliaren Clearance im physiologischen Gleichgewicht. Nur dann kann sich auch eine physiologische Keimflora halten. Ist diese Ventilation gestört, werden primär apathogene Keime pathogen. Gelingt es nicht, mit konservativen Maßnahmen eine Abschwellung und damit eine erneute Drainage der Ostien zur erreichen, ist eine Chirurgie des Isthmus, also der Engstellen, zur Rehabilitation der Nebenhöhlenschleimhaut erforderlich. Voraussetzung für diese endoskopgestützte Nebenhöhlenchirurgie, anstelle der Radikalchirurgie von außen, war und ist die Entwicklung fortgeschrittener endoskopischer Winkeloptiken. Daneben spielt die mikroskopgestütze Chirurgie eine wichtige Rolle bei besonderen Indikationen.

1. Chronisch hyperplastische und polypöse Rhino-Sinusitis

Im Rahmen der endoskopgestützten Infundibulumchirurgie nach Messerklinger, Stammberger, Wigand ist häufig eine weitgehende Skelettierung der mittleren Muschel von lateral her erforderlich. Liegen extrem polypöse Verhältnisse vor, zeigt sich nach gründlicher chirurgischer Entfernung, daß zwar Schleimhaut, jedoch kaum mehr knöcherne Substanz im Bereich der mittleren Muschel vorhanden ist. Hier ergibt sich ebenso wie bei der voluminösen mittleren Muschel die Notwendigkeit einer Applikation des Fibrinklebers. Wigand hat in seinem wegweisenden Buch auf die Möglichkeit der Rekonstruktion der mittleren Muschel durch Hochschlagen des caudalen Muschelbauches nach Entknöcherung und Fixieren mittels Fibrinklebers hingewiesen. Es gelingt so, einerseits die Drainage von Stirnhöhle, Siebbein und Kieferhöhle über das Infundibulum zu sichern und andererseits gleichzeitig eine weite offene endoskopische Kontrolle des operierten Bereiches auf Rezidivpolyposis zu gewährleisten. Ebenso wird mit hoher Sicherheit das Riechvermögen im Bereich der Rima olfactoria erhalten.

B. Freigang/H. Weerda (Hrsg.)
Fibrinklebung in der Otorhinolaryngologie
© Springer-Verlag Berlin Heidelberg 1992

2. Liquorfistel: Fluoreszenzendoskopie

Eine entscheidende Gefahr bei der Siebbein- und Stirnhöhlenchirurgie ist die iatrogene Liquorfistel. Selbst bei sorgfältigster Technik kann es nach Wigand durch
Einrisse am Ansatz der mittleren Muschel und durch Abrisse einzelner Riechfä-
den zu diskreten Liquorfisteln kommen. Hier empfiehlt er die endonasale
Deckung dieser Liquorfisteln mittels Fibrinkleber und gestielter hochgeschlage-
ner Schleimhaut der mittleren Muschel. Selbstverständlich sollte eine derartige Liquorfistel, wenn sie sich nicht unmittelbar bei der Operation diagnostizieren läßt,
zunächst mittels Beta-2-Transferrin-Bestimmung und Fluoreszenzendoskopie gesichert werden. Die Fluoreszenzendoskopie spielt hier die entscheidende Rolle in
der Lokalisation und damit gezielten Versorgung der Fistel.

3. Neurolyse des N. supraorbitalis N. infraorbitalis des N. trigeminus nach radikaler Nasennebenhöhlenchirurgie

Die Folgen der Radikalnebenhöhlenchirurgie z. B. der extranasalen Stirnhöhlen-
und Siebbein-Radikal- sowie Kieferhöhlen-Radikaloperation nach Caldwell Luc
sind in 30% neuralgiforme Beschwerden im Bereich des N. infraorbitalis bzw. su-
praorbitalis. Hier wird durch Neurolyse und Interposition von Lyodura mit Fibrinkleber zur Vermeidung erneuter Verwachsungen der Versuch einer chirurgischen Besserung unternommen. Es konnte in vielen Fällen gezeigt werden, daß
auf diese Weise und bei den ebenfalls exorbitanten Schmerzzuständen nach Rie-
del'scher Radikaloperation durch Neurolyse und Rekonstruktion der Stirnhöhlenvorderwand mit z. B. Porecon[R] eine Beschwerdefreiheit zu erreichen ist.

4. Muco-Pyocele

Nach Radikalchirurgie von außen, insbesondere nach extranasaler Stirnhöhlen-
Siebbein-Operation kennen wir die Muco-Pyocele, die nach meiner Ansicht immer von extranasal auszuräumen ist. Allerdings sehen andere Autoren durchaus
die Möglichkeit durch das endonasale Vorgehen eine weite und bleibende Drainage der Mucocele zu erreichen. Hier ist der Fibrinkleber von entscheidender Bedeutung zur Epithelisierung der weiteren Schächte zwischen Stirnhöhle und Na-
senhaupthöhle. Diese werden durch temporäre Einlage eines Röhrchens doch ganz
wesentlich durch Epithelisierung mit Schleimhaut, die durch Fibrinkleber gesichert ist, gewährleistet.

5. Einsatz an der äußeren Nase

Am Beispiel einer Neurofibromatose der Nasenspitze (Abb. 1) wird demonstriert,
wie über einen offenen Rhinoplastikzugang das neurofibromatöse Gewebe reseziert wird. Im Anschluß gibt neben der Tamponade und dem äußeren Gips die

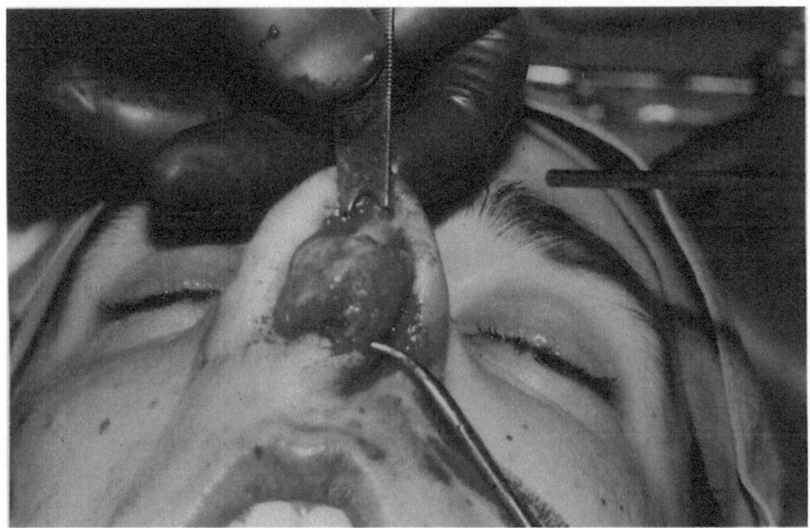

Abb. 1. Neurofibromatose der Nase: Resektion über offenen Rhinoplastikzugang

Applikation von Fibrinkleber eine unmittelbare Adaption der nach Tumorresektion überschüssigen Haut.

6. Rhinophym

Nach typischer Resektion eines Rhinophyms durch Applikation von Fibrinkleber eine deutlich gebesserte und schnellere Epithelisierung zu erreichen.

7. Septumhämatom

Nach Entlastung von Septumhämatomen ist insbesondere im Rezidivfall die Applikation von Fibrinkleber außerordentlich wichtig. Es gelingt so bereits nach einem Tag, die sonst viel länger notwendige Tamponade wieder entfernen zu können.

8. Choanalatresie

Röntgendarstellung einer Choanalatresie. Daneben das endoskopische Bild (Abb. 2a, b).

Durch chirurgische Beseitigung der Choanalatresie kann die häufig doch resultierende Verengung der neugeschaffenen Öffnung durch Granulationen durch primäre Epithelisierung mit Fibrinkleber adaptierter Schleimhaut reduziert werden.

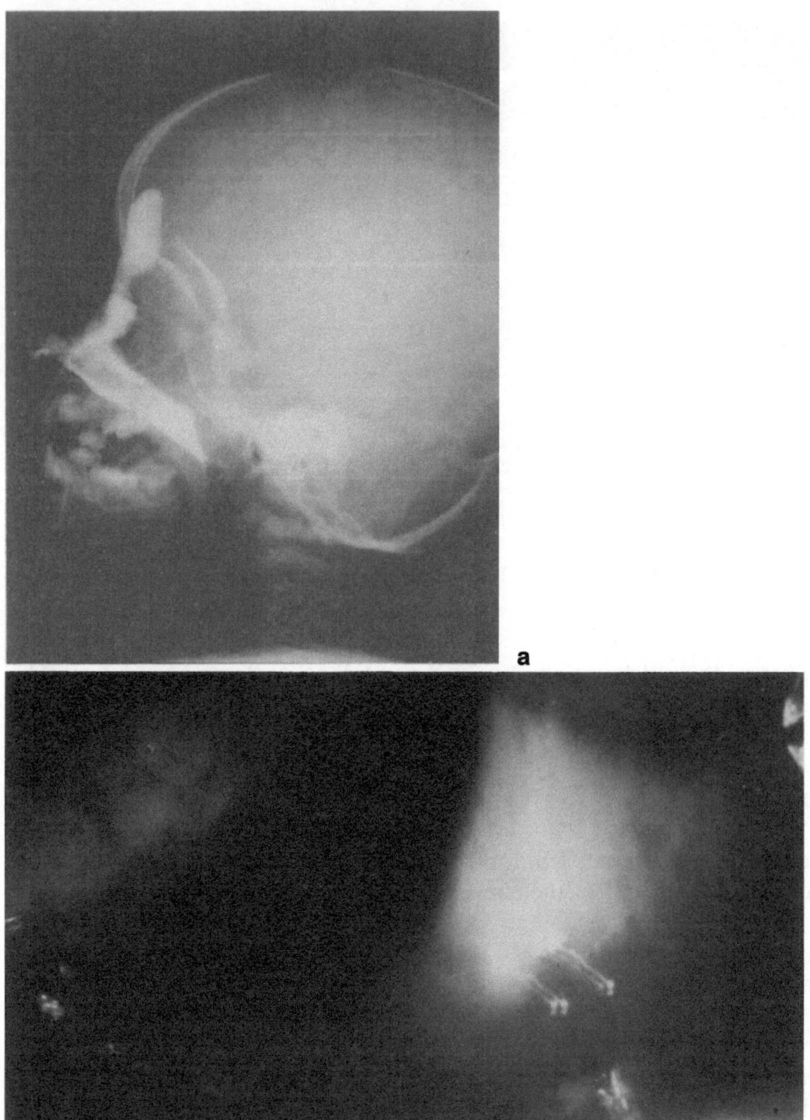

Abb. 2. a Röntgendarstellung einer Choanalatresie und **b** endoskopisches Bild

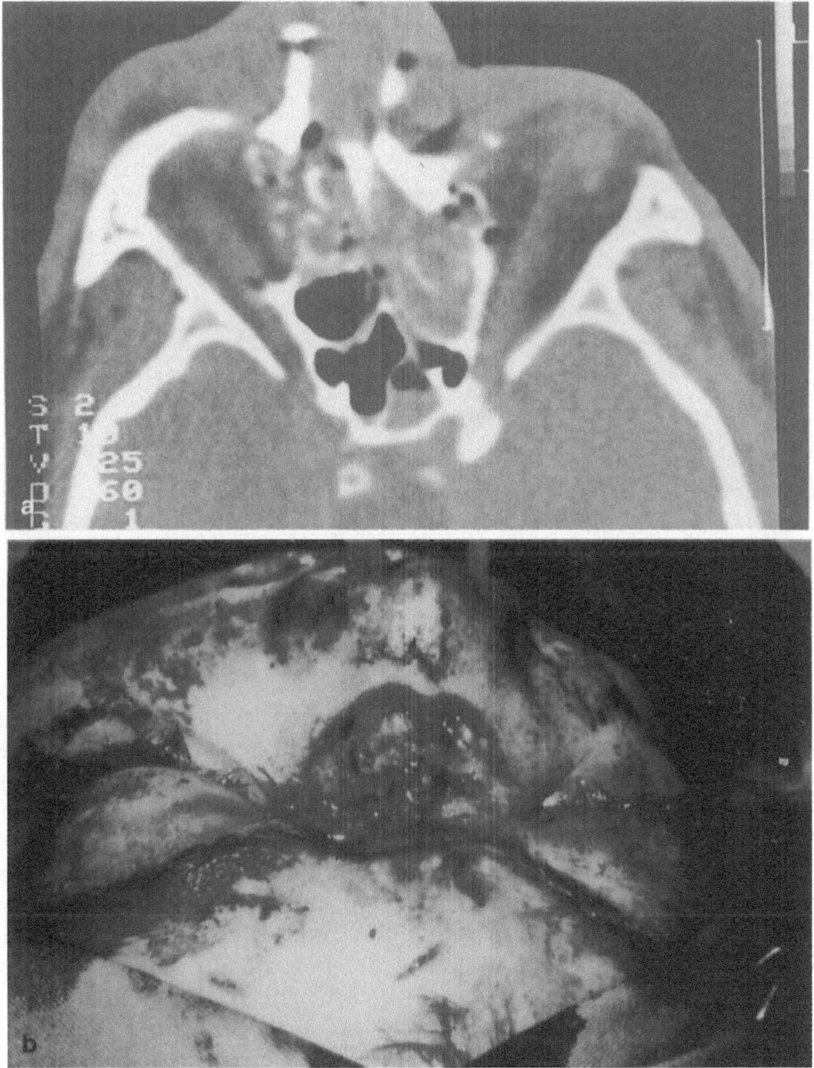

Abb. 3. Offene Mittelgesichts- und Rhinobasisfraktur mit Liquorrhoe und Erblindung: **a** CT (a) und **b** präoperativer Situs

9. En-bloc-Maxilloethmoidektomie bei inverten Papillomen und Malignomen der Nasennebenhöhlen

Eine laterale Rhinotomie ermöglicht einen weiten Zugang zu den tumortragenden Teilen des Oberkiefers, die geopfert werden müssen. Hier gelingt es, durch die Fibrinkleberadaptation eine schnelle Wundheilung im Bereich der außerordentlich ausgedehnten Operationshöhlen zu erzielen.

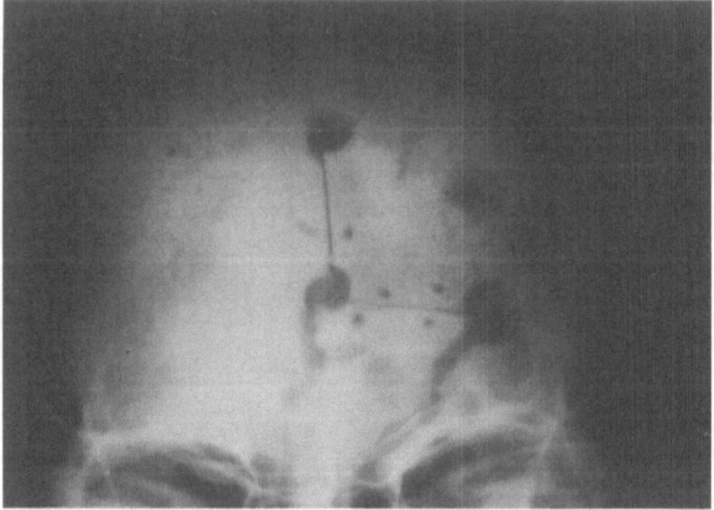

Abb. 4. Röntgenbild (Schädel a. p.) bei Zustand nach transfrontal intradural versorgter frontobasaler Liquorfistel

10. Traumatologie der Frontobasis und des Mittelgesichts

Bei zertrümmerten Mittelgesichtern und Rhinobasen besteht über eine präexisten-
te Wunde (Abb. 3 a, b) ein ungehinderter Zugang zur Schädelbasis. Im vorliegenden Fall wurde gleichzeitig wegen einer Erblindung eine Opticusdekompression
durchgeführt. Bei der Rekonstruktion dieser ausgedehnten Traumatisierung ist
der Fibrinkleber unverzichtbar. Grundsätzlich bietet sich bei der Traumatologie
der Frontbasis der Unterbergerschnitt an. Er garantiert gleichzeitig die Möglichkeit, einen breiten und vitalen Galeaperiostlappen zu bilden und mit diesem z. B.
Liquorfisteln von intradural transfrontal über Bohrlöcher der Stirnhöhlenhinterwand zu decken (Abb. 4). Wieviel mehr ist er nutzvoll zur narbenfreien Entfernung von Osteomen der Stirnhöhle und des Siebbeinbereiches. Selbstverständlich
empfiehlt es sich, die zur Deckung der Liquorfistel verwandten Materialien, wie
zum Beispiel den Galeaperiostlappen und die reimplantierten Knochenplatten
mittels Fibrinkleber zu fixieren. Auch die Bohrlöcher nach der Trapanation können zwanglos mit Knochenmehl, das mit Fibrinkleber vermischt wurde, abgedichtet werden.

Unverzichtbar hat sich in den letzten Jahren der Fibrinkleber zur Abdichtung
von ausgedehnten Liquorfisteln mittels Lyodura, Fascia lata oder Muskel vom extranasalen Zugang her bewährt.

12. Orbitachirurgie

Die Entfernung metalldichter Fremdkörper (Abb. 5) neben dem N. opticus in der
Orbitasspitze als Beispiel ist durchaus auf rhinochirurgischem Weg über den Au-

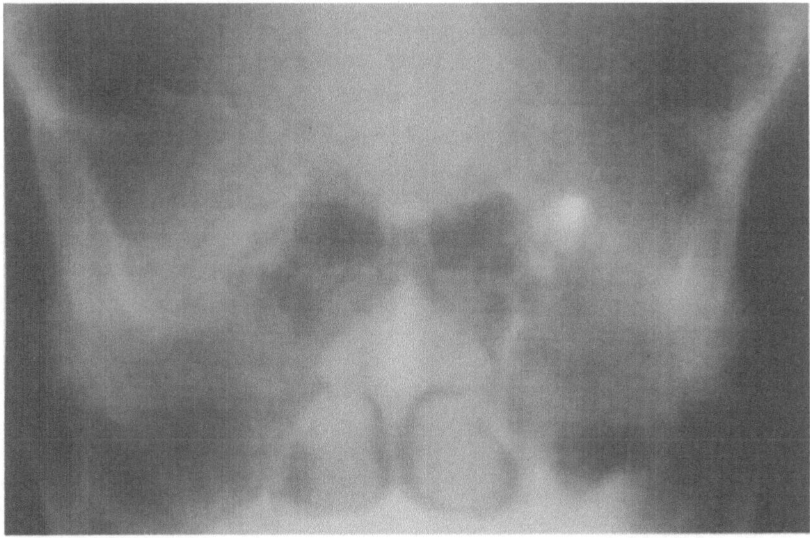

Abb. 5. Metalldichter Fremdkörper linke Orbitaspitze (Tomographie)

genbrauenparanasalschnitt und das Operationsmikroskop möglich. Allerdings ist
die Anwendung des Bildwandlers dabei hilfreich. Da hierbei eine mediane Orbitotomie erforderlich ist und auch die Periorbita eröffnet werden muß, um durch das
Orbitafett den Fremdkörper zu entfernen, sollte postoperativ durch Einfügen von
Lyodura und Festkleben derselben mit Fibrinkleber die physiologische Situation
wiederhergestellt werden. Prinzipiell der gleiche Zugang ermöglicht auch die Behandlung des malignen Exophthalmus über die mediane Orbitotomie. Über die
Schlitzung der Periorbita kann sich Bulbus- und Orbitainhalt in das Siebbein aus-
dehnen. Die Operation bringt nicht nur eine Verbesserung der kosmetischen Situ-
tation, sondern auch des Visus. Selbstverständlich muß zur Vermeidung von Mu-
cocelen eine sehr sorgfältige Schleimhautadaptation im Bereich der mittleren Muschel und des Stirnhöhlenschachtes mittels Fibrinkleber erfolgen.

Zusammenfassung

*Der Fibrinkleber hat sich bei ausgewählten Indikationen der endonasalen und ex-
tranasalen Chirurgie der Nase und der Nasennebenhöhlen hervorragend bewährt.*

Die Anwendung des Fibrinklebers in der Rhinoplastik, der Septumplastik und der Conchotomie

K. Paulsen

Seit etwa 8 Jahren verwenden wir routinemäßig den Fibrinkleber auch in der Rhinologie. Anfangs waren wir wegen der Kosten sehr zurückhaltend. Nach und nach hat sich jedoch gezeigt, daß die Anwendung des Fibrinklebers unter bestimmten Indikationen auf die Dauer Kosten spart und inzwischen haben sich feste Indikationen für die Anwendung des Fibrinklebers in der Rhinochirurgie ergeben [1, 2].

Die Korrektur der äußeren Nase nehmen wir sowohl nach der inneren, der geschlossenen, Methode als auch der offenen Methode vor. Wir bevorzugen bei der Korrektur der äußeren Nase weder die eine noch die andere Methode. Wir richten uns nach den Gegebenheiten der zu korrigierenden Veränderungen.

Indikationen für die offene Methode sind vor allem Nachoperationen im Nasenspitzen-, Nasensteg-, Nasenflügelbereich, Eingriffe bei hängender Nasenspitze und häufig Veränderungen stärkeren Ausmaßes nach Trauma. Die geschlossene Methode wenden wir mehr bei primären Korrekturen der äußeren Nase an, wie etwa im Nasenspitzen-, Nasensteg-, Nasenflügelbereich, bei der Sattelnase, der Breitnase, der Höckernase und auch der Langnase.

Für beide Techniken hat sich der Einsatz des Fibrinklebers bewährt. Besondere Schwierigkeiten bereitete früher die Plazierung von Füllmaterial etwa im Nasenrückenbereich, da gecrashter Knorpel oder einzelne Knorpelspäne trotz zunächst optimaler Plazierung leicht wieder durch die Manipulation bei der Modellierung der Nase und schließlich auch beim Anlegen des Verbandes mehr oder weniger verrücken können. Zahlreiche Methoden sind angegeben worden, um plazierten Knorpel oder Knochen am vorgesehenen Ort zu fixieren. Zu diesen Methoden gehörten am häufigsten das Einnähen des Transplantates oder das Fixieren mittels einer von außen durch die Haut gestochenen Kanüle.

Das Einnähen des Transplantates bereitete häufig deswegen Schwierigkeiten, weil eine zu feste Naht zu Nekrosen der durchstochenen Haut führen konnte und eine zu lockere Naht ein erneutes Verrutschen ermöglichte. Später waren neue Korrekturen außerordentlich schwierig. Sie mußten häufig mit neuen Eingriffen korrigiert werden.

Auch das Einstechen einer Kanüle von außen mit Fixierung des Transplantates sicherte keinesfalls den vorgesehenen Sitz. Auch dabei konnte es durch Drehung des Transplantates wieder zu einem Verrutschen kommen und somit zu schlechteren Ergebnissen.

Mit Hilfe des Fibrinklebers (schnelle Komponente) gelingt es regelmäßig sicher, das an die richtige Stelle plazierte Transplantat wunschgemäß zu fixieren. Dabei muß allerdings relativ schnell gearbeitet werden, da der Fibrinkleber bei der

B. Freigang/H. Weerda (Hrsg.)
Fibrinklebung in der Otorhinolaryngologie
© Springer-Verlag Berlin Heidelberg 1992

schnellen Komponente schnell fixiert und ein Zuviel des Fibrinklebers nicht mehr die Möglichkeit gibt, sicher zu modellieren.

Es kommt also darauf an, den Fibrinkleber sparsam an den betreffenden Ort des Transplantates zu plazieren, um dort eine entsprechende Fixierung zu erreichen. Die langsame Komponente des Fibrinklebers, die über Sekunden bis Minuten aushärtende Komponente bei der Fibrinklebung, hat sich nicht bewährt, da es im Rahmen einer Rhinoplastik aufgrund der nicht optimalen Blutstillung immer wieder einmal zu viel bluten kann, daß es durch die Modellierung und Entfernung des neu in den Bereich des Transplantates eingesickerten Blutes zu Verschiebungen des Transplantates kommen kann.

Gerade bei der Fixierung von gecrashten Knorpelanteilen, die zu einer Auffüllung bei kleineren Defekten des Nasenrückens im Bereich des Stützgerüstes verwendet werden, hat sich der Fibrinkleber der schnellen Komponente ganz ausgezeichnet bewährt. Die Plazierung mit einzelnen Knorpelstücken ist etwas schwieriger, da nach der Plazierung mit Fibrinkleber weitere Transplantatanteile, wie beispielsweise kleine Anteile von gecrashtem Knorpel, nicht mehr ausreichend in den zu verändernden Bezirk eingelegt werden können.

Auch zur Auffüllung von Defekten im Bereich des Nasenabhanges, beispielsweise im knöchernen Nasengerüst, wobei es in seltenen Fällen einmal zum Verrutschen des mobilisierten Knochens kommen kann, hat sich der Einsatz der schnellen Komponente des Fibrinklebers bewährt. Früher mußte man mit einer entsprechenden Tamponade versuchen, das verrutschte Knochenstück in der gewünschten Position zu halten. Heute bereitet diese Manipulation keine besonderen Schwierigkeiten, wenn bei der anschließenden Modellierung darauf geachtet wird, daß das plazierte Knochenstück nicht wieder aus dem Bereich herausgedrückt wird, in dem es mit dem Fibrinkleber fixiert wurde.

Bewährt hat sich auch die Fixierung von Knorpel im Bereich des Naseneinganges etwa beim Ansaugen des Nasenflügels. Bekanntlich wird der Nasenflügelknorpel im lateralen Anteil herausoperiert und durch Ohrknorpel ersetzt. Früher war die Fixierung dieses Knorpels schwierig. Heute bereitet diese Fixierung mit Hilfe des Fibrinklebers keine Schwierigkeiten mehr. Auch hier ist darauf zu achten, daß das Transplantat trocken eingesetzt wird und daß das Wundgebiet weitgehend trocken ist, damit mit einer sparsamen Menge von Kleber das Transplantat in der gewünschten Form fixiert werden kann.

In gleicher Weise werden auch Späne im Bereich des Nasensteges eingesetzt, die früher in der Regel mit einer besonderen Nahttechnik fixiert wurden. Heute wird dieser Span zwar auch noch mit einer Situationsnaht an Ort und Stelle gehalten, die wesentliche Fixation wird aber mittels des Fibrinklebers vorgenommen.

Es ist wichtig, den Fibrinkleber sparsam zu verwenden. Es ist insbesondere darauf zu achten, daß der Kleber an den Hautschnittstellen nicht herausquillt, da es sonst zu Wundheilungsstörungen kommen kann, die wir mehrfach erlebt haben und zwar sowohl beim intracartilaginären Schnitt als auch beim intercartilaginären Schnitt.

Es hat sich für uns nicht bewährt, den Fibrinkleber für die Fixation der Schnittstelle anstelle einer Naht zu verwenden. Die Naht ist unersetzlich, da es durch die Bewegungen der Nase einmal beim Einlegen der Tamponade, zum anderen durch das in der Regel schon nach 24 Stunden Wiederentfernen der Tamponade zu erheblichen Schwierigkeiten kommen kann, die das Ergebnis in der Weise beeinflussen können, daß es zu Verschiebungen im Hautschnittbereich kommt, wobei die Schnittstelle sich öffnet und eine Granulationsbildung die Folge ist.

In der Septumplastik hat sich die Anwendung von Fibrinkleber ebenfalls bewährt. Septumplastik bedeutet heute, daß die veränderten Anteile des Stützgerüstes, also des Knorpels oder des Knochens im Bereich der Nasenscheidewand so korrigiert werden, daß eine im wesentlichen median stehende Nasenscheidewand resultiert, in der die wesentlichen Anteile des Stützgerüstes erhalten sind. Dazu müssen häufig Stützgerüstanteile in Form von Leisten, Spornen und Deviationen entfernt werden, um eine sichere Medianstellung des Septums zu erreichen. Diese Anteile müssen später wieder replantiert werden. Verwendet wird mit Vorliebe gecrashter Knorpel, aber auch Teile der Lamina perpendicularis oder in seltenen Fällen auch des Vomers, da diese vorher in einem größeren Stück entfernt werden mußten und später etwa an die alte Stelle wieder plaziert werden sollen.

Früher mußten gecrashte Knorpelanteile mit Hilfe von Tamponaden links und rechts des Schleimhautblattes plaziert werden, damit sie nicht verrutschten. Heute läßt sich mit Hilfe des Fibrinklebers der plazierte Stützgerüstanteil in der gewünschten Position verkleben.

Eine wichtige Funktion hat der Fibrinkleber auch bei Perforationen im Bereich der Nasenscheidewand, also des Schleimhautblattes. Dabei kann das Schleimhautblatt beispielsweise nach Entfernung von Leisten oder von Spornen zerrissen und erheblich verzogen sein. Diese Anteile können nach hinten, nach vorn, nach oben oder unten geschlagen sein und lassen sich nur schwer in die alte Position zurückverlagern. Mit Hilfe des Fibrinklebers auf gecrashtem Knorpel oder auf dem noch erhaltenen Stützgerüst bereitet es keine Schwierigkeiten, diese Anteile wieder so zu plazieren, wie es gewünscht wird.

Nicht bewährt hat sich der Fibrinkleber zur Verklebung von Septumperforation. Immer wieder kann es einmal vorkommen, daß das Schleimhautblatt der einen Seite verletzt wird korrespondierend mit dem der anderen Seite. In einem solchen Fall lediglich Knorpel zwischen die beiden Perforationsbereiche zu legen und diese dann auf dem Stützgerüstanteil zu verkleben, verhindert eine Septumperforation nie, da sich der Fibrinkleber zu schnell wieder auflöst. Eine sichere Perforationsverhinderung ist nur eine sorgfältige Naht der zerrissenen Schleimhaut möglichst auf beiden Seiten.

Noch ein Wort zur Verklebung der Schleimhäute nach einem operativen Eingriff der Nasenscheidewand, also beispielsweise einer Septumplastik zum Einsparen der Tamponade. Sicher ist es möglich, am Ende einer Septumplastik die Schleimhautblätter mit Fibrinkleber zu verkleben und auf diese Weise zu versuchen, die sonst notwendige Tamponade der Nasenscheidewand einzusparen.

Außer den unverhältnismäßig hohen Kosten des Fibrinklebers gegenüber einer konventionellen Tamponade ist die Verwendung des Fibrinklebers keine Garantie für die Vermeidung einer Nachblutung. Eine Tamponade ist durch Fibrinkleber nicht zu ersetzen.

Endonasal wird häufig eine Conchotomie durchzuführen sein wegen behinderter Nasenatmung. Dabei werden heute zur Verkleinerung der Muscheln die submukösen Operationsmethoden bevorzugt. Bei der von uns verwendeten Methode kann in seltenen Fällen einmal das Schleimhautblatt vom Knochen soweit mobilisiert worden sein, daß es klafft. Häufiger wird ein solches Ereignis sein, wenn der Knochen der Muschel relativ dick ist und dieser Knochen eingebrochen oder verschoben ist. In solchen Fällen kann es über längere Zeit bluten. Dabei hat es sich bewährt, Fibrinkleber zu applizieren, der die Blutung deutlich vermindert. Ohne eine Tamponade kommt es aber fast regelmäßig zu erneuten Blutungen, so daß nach der Plazierung von Fibrinkleber regelmäßig eine Tamponade zu legen ist.

Insgesamt wird der Fibrinkleber heute relativ häufig in der Rhinochirurgie angewandt. Auch im Bereich der Rhinochirurgie ist die Verwendung des Fibrinklebers eine Bereicherung in der Durchführung des operativen Eingriffes geworden.

Literatur

1. Schwerdtfeger FP (1986) Anwendung des Fibrinklebers in der Hals-Nasen-Ohren-Heilkunde. In: Eckert P, Häring S, Satter P, Zwank L (Hrsg) Fibrinklebung, Indikation und Anwendung. Urban und Schwarzenberg, München Wien Baltimore, S 34–39
2. Schulz-Coulon HJ (1986) Die Rolle der Fibrinklebung in der Hals-Nasen-Heilkunde. In: Eckert P, Häring R, Satter P, Zwank L (Hrsg) Fibrinklebung, Indikation und Anwendung. Urban und Schwarzenberg, München Wien Baltimore, S 40–58

VI. Larynx/Trachea

Fibrinklebung in der endolaryngealen Chirurgie – Anwendung und Einsatzmöglichkeiten

H. E. ECKEL

Einleitung

Im Gegensatz zur Chirurgie der Rhinobasis, der Ohrchirurgie und der plastischen Chirurgie hat der Einsatz von Fibrinkleber in der Kehlkopfchirurgie bisher nur sehr begrenzte Anwendungsmöglichkeiten gefunden, obwohl der Einsatz eines solchen Fibrinklebesystems eine Reihe von endolaryngealen Operationsverfahren deutlich vereinfachen kann. Die räumliche Enge, der erforderliche Abstand vom Operationsfeld und die fehlende Assistenz bei der Durchführung mikrolaryngoskopischer Operationsverfahren erschweren beträchtlich die Anwendung endolaryngealer Nahttechniken. Eine Ruhigstellung des Operationsgebietes während der Wundheilungsphase ist wegen der teilweise unwillkürlichen Bewegungsabläufe im Kehlkopf nicht möglich (7). Einige operative Verfahren, insbesondere die endoskopischen Resektionen endolaryngealer Karzinome, erlauben nicht die primäre Deckung des operationsbedingten Gewebedefekts mit Mucosalappen. Sie überlassen, ähnlich der Tonsillektomie, offene Wundflächen der Sekundärheilung mit den bekannten Komplikationsmöglichkeiten. Diffuse Blutungen aus dem Operationsgebiet können, insbesondere bei Patienten mit Gerinnungsstörungen, die Durchführung mikrolaryngoskopischer Operationen erschweren; außerdem kann die Ausbildung von Hämatomen den Ablauf der Wundheilung verzögern und die Infektionsgefahr erhöhen.

Die Anwendung eines Fibrinklebesystems in der endolaryngealen Chirurgie kann prinzipiell 3 verschiedene Zielsetzungen verfolgen:

1. Den Ersatz von technisch aufwendigen endolaryngealen Nahttechniken,
2. die Versiegelung offener Wundflächen zur Förderung der Epithelisierung solcher Wunden und
3. die Blutstillung nach endolaryngealen Eingriffen.

Endolaryngeale Applikation von Fibrinkleber

Die beiden Komponenten des Fibrinklebesystems können in der endolaryngealen Chirurgie mittels der handelsüblichen Applikatoren (z. B. Duploject, Fa. Immuno) und entsprechend langen Sprühkathetern eingebracht werden. Applikationskathetern über ein solches doppelläufiges Kathetersystem gestattet die simultane Auflagerung der beiden Komponenten des Klebers (Abb. 1a). Dabei hat es sich

B. Freigang/H. Weerda (Hrsg.)
Fibrinklebung in der Otorhinolaryngologie
© Springer-Verlag Berlin Heidelberg 1992

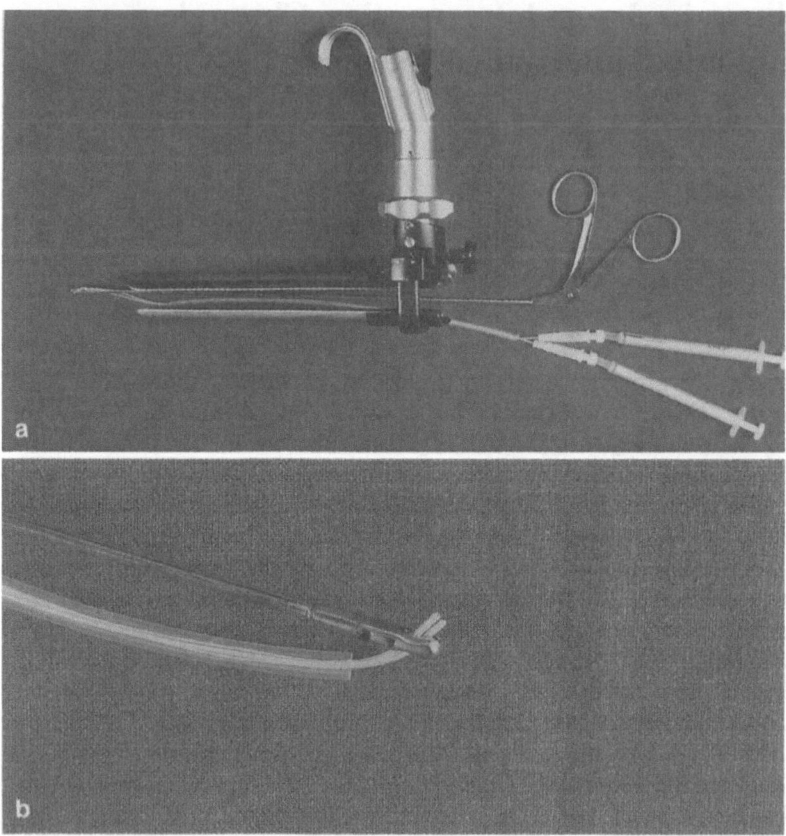

Abb. 1. a Simultanes Aufbringen der beiden Fibrinkleber-Komponenten bei der endolaryngealen Chirurgie mittels eines doppelläufigen Kathetersystems. **b** Führung der Applikationskatheter durch einen handelsüblichen Infusionsschlauch

bewährt, die beiden dünnen Schläuche des Applikations-Sets gemeinsam durch einen handelsüblichen Infusionsschlauch hindurchzuführen, um somit die endolaryngeale Handhabung zu erleichtern (Abb. 1b). Die Katheter können mit dem entsprechenden mikrolaryngoskopischen Instrumentarium so durch das Laryngoskopierohr hindurchgeführt werden, daß eine gezielte Anwendung im Endolarynx problemlos möglich ist.

Bei der Kanülentechnik werden die Komponenten des Klebers durch entsprechend lange Injektionsnadeln zeitlich hintereinander aufgebracht, wobei häufig ein Verschluß der Nadeln durch den Kleber zu beobachten ist, so daß diese Form der Applikation nur in Ausnahmefällen zur Anwendung kommt. Nach den eigenen Erfahrungen genügt eine Menge von einem Milliliter der Lösung auch für ausgedehnte Klebungen vollständig, da sowohl zur Fixierung von Schleimhautlappen als auch zur Versiegelung offener Wundflächen ein möglichst dünner Film des Klebers anzustreben ist.

Ersatz von Nahttechniken

Nach endolaryngealer Arytaenoidektomie zur Erweiterung der Glottis bei beidseitiger Recurrensparese, gelegentlich aber auch nach Resektion von Zysten, Zelen
oder kleinen benignen Tumoren, kann die Wiedervereinigung der inzidierten Mucosa nach erfolgter Resektion wünschenswert sein. Die hierfür gebräuchlichen
endolaryngealen Nahttechniken sind zeitaufwendig und technisch schwierig. Sie
lassen sich jedoch nach den Erfahrungen an der Kölner Klinik aus den zurücklie-
genden Jahren in aller Regel durch den Einsatz von Fibrinkleber zuverlässig ersetzen und erscheinen daher heute weitgehend entbehrlich.

Über den Wert des Einsatzes von Fibrinkleber nach endolaryngealer Arytaenoidektomie hat Naumann (1989) berichtet. Bei der von ihm vorgeschlagenen
Modifikation der Thronell'schen Operation werden neben dem Aryknorpel auch
Anteile der inneren Kehlkopfmuskulatur von einer Inzision im Taschenbandbe-
reich aus entfernt, so daß schließlich ein Stimmlippen-Taschenfalten-Mukosalap-
pen resultiert, der mittels Fibrinkleber auf seiner Unterlage fixiert wird.

Auch eine eigene endolaryngeale Operationstechnik (3), bei der der Aryknorpel belassen wird und die Erweiterung der Glottis durch eine submuköse Chordektomie erreicht wird, bedient sich der endolaryngealen Fibrinklebung (Abb. 2):
Nach laserchirurgischer Inzision am Boden des Morgagni'schen Ventrikels erfolgt
eine submuköse Ausdünnung der Stimmlippen und der darunter gelegenen
Weichteile, bis ein ausreichend weites Glottislumen resultiert. Der kaudal gestielte
Stimmlippen-Schleimhautlappen wird abschließend ausschließlich mit Fibrinkleber auf dem Wundbett fixiert. Eine Abscherung bei Extubation nach Beendigung
des Eingriffs ist wegen der subglottischen Anheftung des Mukosalappens nicht zu

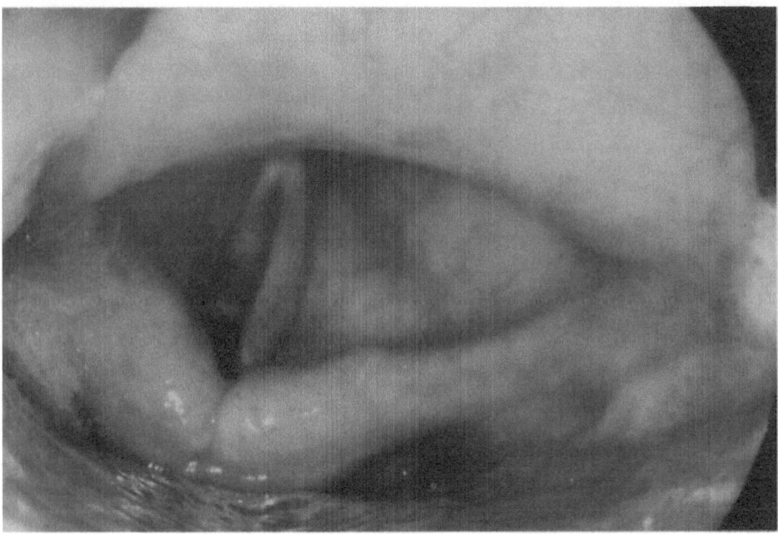

Abb. 2. Zustand nach endolaryngealer laserchirurgischer Glottiserweiterung ohne Arytaenoidektomie

befürchten. Bei 14 von 15 so operierten Patienten konnte eine befriedigende Erweiterung des Kehlkopflumens auf Höhe der Glottis erreicht werden. Eine Tracheotomie ist zur Durchführung des Eingriffs nicht erforderlich; ebenso kann das Einlegen einer Nährsonde unterbleiben, da eine Störung des Schluckaktes (Überschlucken in den Kehlkopf) bei dieser Technik nicht auftritt.

Darüber hinaus läßt sich der Fibrinkleber selbstverständlich bei allen anderen Operationsverfahren einsetzen, die die Bildung und Verschiebung von endolaryngealen Schleimhautläppchen beinhalten. Auch die Wiedervereinigung der Wund-

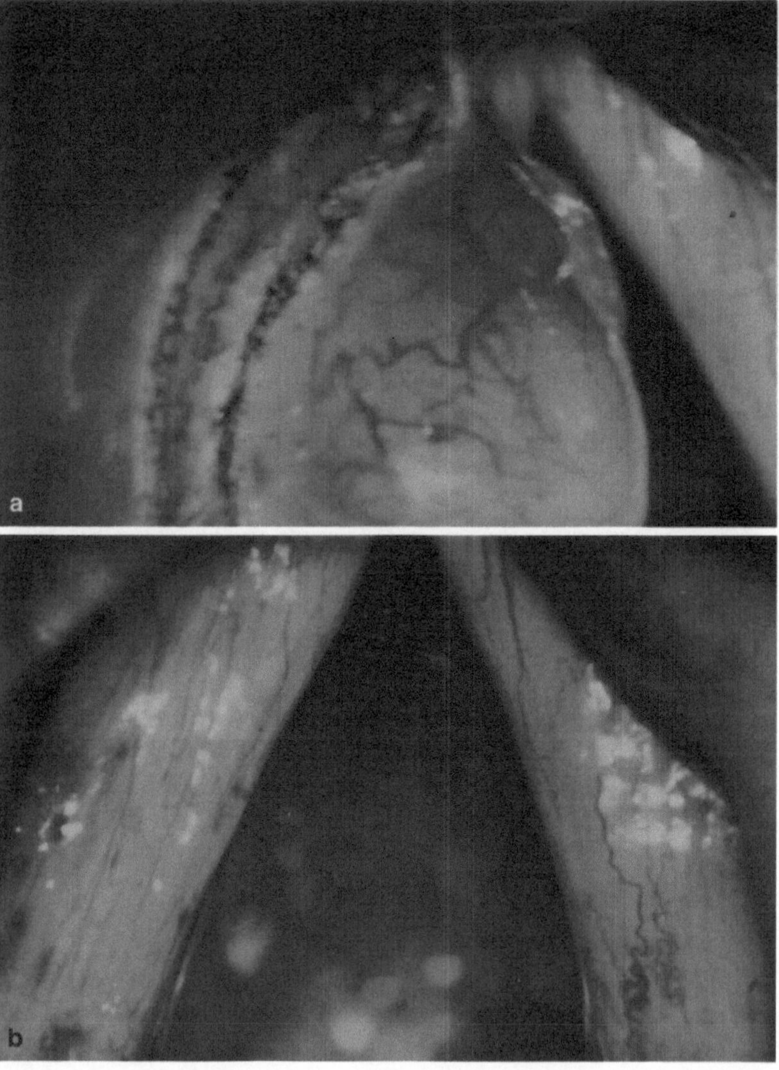

Abb. 3. a Große Taschenfaltenzyste li: Inzision mit dem Laser. **b** Große Taschenfaltenzyste li: Zustand nach Resektion und Klebung der Inzision

ränder nach Schleimhautinzision kann so unter Verzicht auf Nahttechniken erfolgen (Abb. 3 a und b). Kleinere freie Mucosa-Transplantate können ausschließlich durch Gewebeklebung auf dem Transplantatbett fixiert werden (5, 7). Aber auch in der offenen Kehlkopfchirurgie ist die Fixierung solcher Lappen mittels Fibrinkleber möglich (Naumann und Lang 1981). Die Zugfestigkeit des Klebers ist allerdings gering und erreicht nicht diejenige von Schleimhautnähten.

Versiegelung offener Wundflächen

Zu den Problemen der endolaryngealen laser-chirurgischen Kehlkopfteilresektionen zur Behandlung von Kehlkopfkarzinomen zählen die Ausbildung von ausgedehnten Granulationen im Operationsgebiet und von narbigen Synechien im Bereich der vorderen Kommissur. Während nach begrenzten laryngealen Resektionen, etwa einer Dekortikation einer Stimmlippe zur Behandlung eines Carcinoma in situ oder nach einfacher Chordektomie, eine stärkere Granulationsbildung auf den offenen Wundflächen in der Regel nicht zur Beobachtung kommt, ist nach ausgedehnteren Resektionen, etwa den Typen 3 und 4 der endolaryngealen Kehlkopfteilresektionen (14) eine solche Granulationsbildung in einem Großteil der Fälle zu beobachten. Zur Reduzierung dieser überschießenden Granulationsbildung und zur Vermeidung der Ausbildung von postoperativen Synechien hat sich die Auskleidung der endolaryngealen Wundflächen nach Abschluß der laserchirurgischen Tumorresektion bewährt (2). Gastpar und Mitarbeiter konnten bereits 1979 am Beispiel der Tonsillektomie die Vorteile der Versiegelung offener Wundflächen demonstrieren, und Naumann berichtete bereits 1984 über eine Versiege-

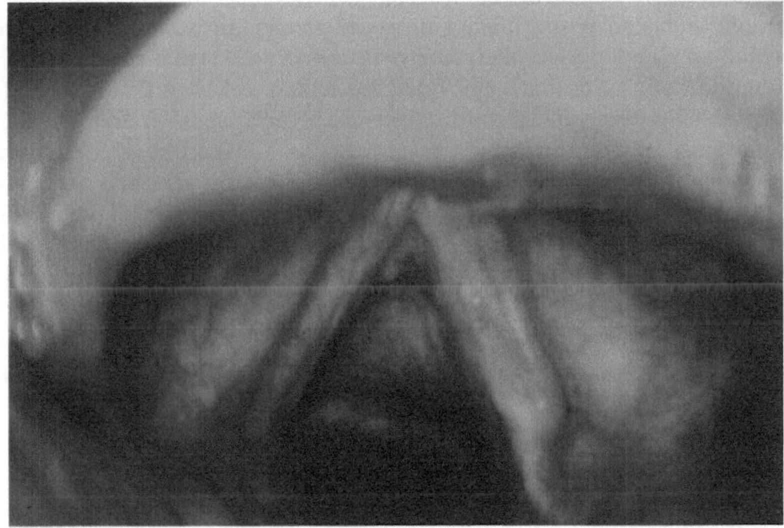

Abb. 4. Zustand nach Laser-Chordektomie rechts (Typ II) und Versiegelung der Wundfläche. Ausheilungszustand

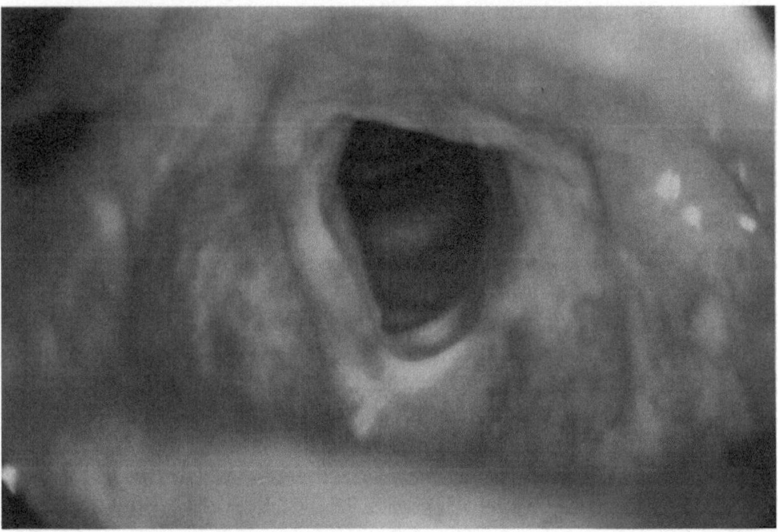

Abb. 5. Zustand nach ausgedehnter Laser-Kehlkopfteilresektion (Typ IV) und Versiegelung der Wundflächen mit Fibrinkleber. Ausheilungszustand

lung des nicht gedeckten Resektionsdefekts nach mikrolaryngoskopischer Chordektomie mittels Fibrinkleber. Sternberger und Blümel (1983) haben darauf hingewiesen, daß experimentell gesetzte Verbrennungswunden im Tierversuch dann rascher epithelisieren und komplikationsloser heilen, wenn die Wundflächen mit Fibrinkleber versiegelt wurden. Dieser tierexperimentelle Befund wird durch eigene klinische Beobachtungen bestätigt (2): Bei insgesamt 63 Patienten wurden die endolaryngealen Wundflächen entweder prophylaktisch, d.h. unmittelbar im Anschluß an eine Laser-Kehlkopfteilresektion (n = 31) oder therapeutisch, also nach Resektion von Granulationen oder Synechien aus dem Endolarynx (n = 32) mit Fibrinkleber versiegelt. Das Auftreten narbiger Synechien oder ausgedehnter Granulationsbildungen nach Laserresektion von Kehlkopfkarzinomen war nach Versiegelung der Wundflächen deutlich weniger häufig als ohne den Einsatz von Fibrinkleber (Kontrollgruppe, n = 28). Darüber hinaus zeigte sich nach Resektion von Synechien oder Granulationsbildungen und Bedeckung der Wundflächen mit Fibrinkleber, daß durch diese Maßnahme die Rezidivquote deutlich gesenkt werden konnte. Eine ähnliche Beobachtung wurde 1989 von Romeo als Kasuistik mitgeteilt. Offenbar dient der Fibrinkleber als Leitschiene für Fibroblasten, die von den Rändern des Defekts und aus der Tiefe der Wunde in diese einsprossen und so zu einer rascheren Abheilung führen (1, 11).

Blutstillung

Der Einsatz des Fibrinklebers zur intraoperativen Blutstillung in der endolaryngealen Chirurgie, wie er 1981 von Martin et al. beschrieben wurde, hat sich für spezielle Indikationen, etwa diffuse Blutungen oder Eingriffe bei Gerinnungsstörungen, bewährt. In der Regel wird allerdings nach Abschluß endolaryngealer Eingriffe die Anwendung von Fibrinkleber ausschließlich zur Blutstillung nicht erforderlich werden, da durch entsprechende Anwendung vasokonstrigierender Substanzen in den allermeisten Fällen eine ausreichende Blutstillung erzielt werden kann.

Weder in der Literatur noch im eigenen Krankengut liegen bisher Erfahrungen über den Einsatz von Fibrinkleber in der Behandlung der sehr seltenen Hämangiome des Kehlkopfes vor.

Schlußfolgerungen

Eine Reihe endolaryngealer Operationsverfahren kann durch den Einsatz eines humanen Fibrinklebesystems deutlich vereinfacht werden oder zu besseren Ergebnissen führen. Der Einsatz des Klebers ist technisch problemlos. Lokale Unverträglichkeitsreaktionen wurden im eigenen Krankengut nicht beobachtet und sind, soweit dem Autor bekannt, bisher in der Literatur nicht beschrieben. Das Risiko einer Übertragung von Hepatitis- oder HIV-Viren durch den aus menschlichem Plasma gewonnenen Kleber soll nach den Angaben des Herstellers ausgeschlossen sein (6). Obwohl davon ausgegangen werden muß, daß vernetztes Fibrin ein guter Nährboden für Bakterien ist, wurden im eigenen Krankengut Wundinfektionen auch nach Versiegelung sehr ausgedehnter endolaryngealer Substanzdefekte nur ausnahmsweise beobachtet und waren dann eher durch die Art der durchgeführten Operation (häufig mit Freilegung des Schildknorpels) als durch den Einsatz des Klebers bedingt. Unerwünschte Fremdkörperreaktionen des Gewebes, wie sie nach Anwendung von Acrylaten zur Beobachtung kamen, traten nach Anwendung von Fibrinkleber nicht auf.

Zusammenfassend kann also gesagt werden, daß der heute zur Verfügung stehende Gewebekleber aus menschlichen Plasmafraktionen die Durchführung verschiedener endolaryngealer Operationen sehr erleichtern kann, so daß er heute zum festen Instrumentarium der mikrolaryngoskopischen Chirurgie gezählt werden darf. Die Anwendung ist technisch problemlos und der Kleber gut verträglich. Wegen des hohen Preises des Klebers sollte allerdings in jedem Einzelfall überlegt werden, ob die Anwendung des Fibrinklebers tatsächlich indiziert ist.

Literatur

Brändstedt S, Frank F, Olson PS (1980) The fibrin net formed in a wound appears to act as a scaffold for migrating fibroblasts. Eur Surg Res 12:18−21
Eckel HE, Thumfart WF (1988) Synechieprophylaxe und -therapie nach Laserresektion von Kehlkopftumoren. Laryng Rhinol Otol 67:116−117
Eckel HE (1991) Die laserchirurgische mikrolaryngoskopische Glottiserweiterung zur Behandlung der beidseitigen Recurrensparese-Operationstechnik und Ergebnisse. Laryng Rhinol Otol 70:17−20
Gastpar H, Kastenbauer ER, Bebehani H (1979) Erfahrungen mit einem humanen Fibrinkleber bei operativen Eingriffen im Kopf-Hals-Bereich. Laryng Rhinol 58:389−399

Isshiki N, Taira T, Nose K, Kojima H (1991) Surgical treatment of laryngeal web with mucosa graft. Ann Otol Rhinol Laryngol 100:95–100

Kaeser A, Dum N (1988) Grundlegende Aspekte des Fibrinklebers. In: Zellner PR (Hrsg) Fibrinklebung in der Verbrennungschirurgie-Plastischen Chirurgie. Springer, Berlin Heidelberg

Martin F, Spitzner H, Gastpar H (1981) Endolaryngeale Eingriffe unter Verwendung hochkonzentrierten humanen Fibrinogens als Gewebekleber. Laryng Rhinol 60:368–372

Naumann C (1984) Fibrinklebung in der Larynxchirurgie. In: Scheele J (Hrsg) Fibrinklebung. Springer, Berlin Heidelberg

Naumann C (1989) Der Einsatz von Fibrinklebern in der Kehlkopf-Chirurgie. In: Gosepath J (Hrsg) Aktuelle Methoden der Gewebeklebung im Kopf-Hals-Bereich. Urban und Schwarzenberg

Romeo G (1989) Applications of tissucol in larynx, trachea and neck surgery. Revue Laryngo (Bordeaux) 110:121–122

Schlag G, Redl H, Turnher M, Dinges HP (1986) The importance of Fibrin in Wound Repair. In: Schlag G, Redl H (eds) Fibrin sealant in operative medicine, vol I. Otorhinolaryngology. Springer, Berlin Heidelberg

Sternberger A, Blümel G (1983) Gewebeversiegelung durch lokale Applikation von Gerinnungsfaktoren. Hämostaseologie 1:30–32

Thornwell WC (1948) Intralaryngeal approach for arytenoidectomy in bilateral abduductor vocal cord paralysis. Arch otolaryngol 47:505–508

Thumfart WF, Eckel HE (1990) Endolaryngeale Laser-Chirurgie zur Behandlung von Kehlkopfkarzinomen. Das aktuelle Kölner Konzept. HNO 38:174–178

Einsatz von Fibrinkleber bei Komplikationen in der Halschirurgie

K. Haake

In der Halschirurgie sind Komplikationen nicht immer zu trennen von Unfallfolgen oder Artefakten. Seit fünf Jahren arbeiten wir mit allogenem Gewebekleber, der aus zwei Komponenten (Thrombin und Fibrinogen) besteht, die bei Zusammenführung verfestigen. Anwendungsmöglichkeiten ergaben sich bei Nervenrekonstruktionen, Gefäßverletzungen oder -ersatz, Pharynx- und Larynxfisteln, Ösophagotrachealfisteln, Epithelisierungen offener Wundflächen sowie beim offenen Ductus thoracicus. Einzelheiten des Vorgehens und der Verwendung sollen nachfolgend beschrieben werden.

Verletzung von Nerven

Verletzungen von Nerven sind bei Unfällen, durch Geschwulstwachstum und als Artefakte, z. B. bei Operationen, möglich. Rekonstruktionswürdig sind im besonderen Maße die Nervi accessorius, vagus und hypoglossus. Nach Adaptation der möglichst glatten Stümpfe und höchstens zwei bis drei Situationsnähten durch die Nervenscheide umhüllen wir die Schnittstelle mit Fibrinkleber, um sie zu stabilisieren und vor Umgebungsinfektionen zu schützen.

Gefäßverletzungen

Ursachen von Gefäßverletzungen im Halsbereich sind Unfälle, Tumorarrosionen und Artefakte, z. B. bei Operationen. Im allgemeinen gilt in der Halschirurgie die Regel, daß bei intakter Gefäßversorgung der Gegenseite nur die A. carotis communis und interna erhalten bleiben muß, um ein Weiterleben ohne wesentliche Ausfälle zu gewährleisten. Trotzdem sollte bei jedem operativen Eingriff versucht werden, soviel Gefäße als möglich zu erhalten. Das gilt auch für die großen Venen, um Lymphstauungen im Kopfbereich zu vermeiden. Nach wie vor ist das Übernähen kleinerer Gefäßverletzungen mit sehr dünnem, monifolem Material die Methode der Wahl und wird sowohl bei Arterien als auch bei Venen angewendet. Ein Ersatz der A. carotis communis oder interna ist bei ausreichender Stumpflänge durch Einnähen von Prothesen oder autoplastischen Venen möglich. Alle diese Nahtstellen können mit Fibrinkleber umhüllt werden, um einmal noch vorhandene Sickerblutungen zu stillen und zum anderen einer Infektion im Nahtbereich vorzubeugen. Bei nicht mehr therapiefähigen Patienten hat sich zur palliativen Behandlung tumorbedingter Arrosionsblutungen der Fibrinkleber als zusätzli-

B. Freigang/H. Weerda (Hrsg.)
Fibrinklebung in der Otorhinolaryngologie
© Springer-Verlag Berlin Heidelberg 1992

ches Abdichtungsmittel in dem durch Voroperation und Bestrahlung vorgeschädigten Gewebe sehr bewährt.

Fisteln

Ursachen nichtgenuiner Halsfisteln sind entweder Infektionen besonders nach Operationen, Osteomyelitiden des Unterkiefers meistens nach Bestrahlungen, hochdosierte Bestrahlungen mit starker Fibrosierung des Gewebes, denen eine Operation folgt sowie Gewebenekrosen unterschiedlichster Ursache. Solche Fisteln können blind enden oder bis zum Pharynx bzw. Larynx durchgehen. Selbstverständlich entstehen sie auch durch Primärtumoren oder Rezidive, jedoch ist eine ausführliche Therapie in solchen Fällen wenig sinnvoll.

Der Aufwand beim Verschluß solcher Fisteln in oftmals mehrfach vorgeschädigtem Gewebe ist manchmal sehr erheblich. Immer sollte der Versuch unternommen werden, durch spezifische antibiotische Therapie eine Keimfreiheit oder Keimarmut in den entsprechenden Gebieten zu erzielen. Wenn eine Bestrahlung vorangegangen ist, sind die Chancen für eine Primärheilung eines Fistelverschlusses aus dem Umgebungsgewebe in Abhängigkeit von der Größe der Fistel gering. In solchen Fällen muß durch z. B. gefäßgestielte Lappen aus unbestrahlten Gebieten (z. B. M.-pectoralis-major-Insellappen, M.-latissimus-dorsi-Lappen) der Fistelverschluß erfolgen. In allen diesen Fällen verwenden wir seit einigen Jahren Fibrinkleber als Zusatztherapie mit gutem Erfolg.

Ösophagotrachealfisteln

Ösophagotrachealfisteln entstehen meist als Folge von Langzeitintubationen bei über mehrere Tage geblocktem Tubus und seltener durch Traumen und Artefakte.

Im Rahmen der unerläßlichen mikrochirurgischen Therapie hat sich nach dem Vernähen der einzelnen Schichten die zusätzliche Anwendung des Fibrinklebers zur Verklebung der Schleimhautblätter zwischen Ösophagus und Trachea bewährt. Bei Ösophagotrachealfisteln durch Malignome steht die Therapie der Geschwulst im Vordergrund und der Versuch eines Fistelverschlusses wäre wenig sinnvoll.

Epithelersatz

Ursachen von entepithelisierten Wundflächen sind Dehiszenzen infolge übergroßer Spannungen der Haut oder nach Bestrahlungen, Fistelungen nach Radiatio und großen Operationen sowie freie Wundflächen nach verlagerten Transpositionslappen.

Diese Flächen werden je nach Ursache, Lokalisation, Ausdehnung, Vorbehandlung und Tiefe entweder durch Transpositionslappen, Fernlappen oder freie Hauttransplantate verschlossen. Bei der Verpflanzung freier Haut kann auf den Langzeitdruckverband weitestgehend verzichtet werden, wenn Wundfläche und

Spalthaut mit Fibrinkleber verklebt werden. Auch bei anderen Lappenverlagerungen kann man sich auf einige Situationsnähte beschränken und über große Bereiche kleben, um ein besseres kosmetisches Ergebnis zu erzielen.

Offener Ductus thoracicus

Der Ductus thoracicus mündet in Höhe des 7. Brustwirbels im linken Angulus venosus (50%) oder im unteren Anteil der V. jugularis interna (47%). Auch Mündungen in die Vv. subclavia, vertebralis oder brachiocephalica sind möglich. Sehr selten kann der Ductus thoracicus auch nach rechts verlagert sein. Im Mündungsgebiet teilt er sich meist in mehrere Äste auf (2 Äste: 18%, 3 Äste: 15%, 4 Äste und mehr: 60%). Verletzungen des Ductus thoracicus bei Unfällen, bei operativen Eingriffen und seltener auch spontan durch destruierend wachsende Neubildungen sind im Halsbereich möglich. Besonders bei operativen Eingriffen verurteilt die Vielfalt des Mündungsgebietes auch erfahrene Halschirurgen gelegentlich zu diesen Komplikationen.

Die Folge einer solchen Verletzung ist in Abhängigkeit von der enteralen Nahrungsaufnahme ein unterschiedlich starker Fluß von Lymphe aus dem Halsgebiet, der bis zu mehreren Wochen anhalten kann. Ein spontanes baldiges Sistieren ist nicht zu erwarten, weil die Lymphe keine Gerinnungsstoffe enthält. Eine Unterbindung der Vasa lymphatica ist schwierig. Ihr Aufbau ist denen der Venen sehr ähnlich, die Wand ist jedoch wesentlich dünner und dadurch verletzlicher. Hinzu kommt, daß durch die Verzweigungen im Mündungsgebiet nicht immer sicher ist, daß alle beschädigten Äste unterbunden sind. Selbst bei sicherer Unterbrechung

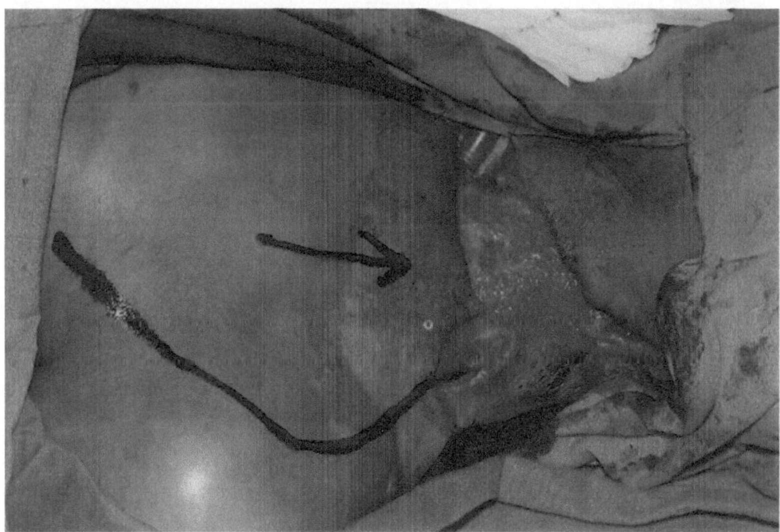

Abb. 1. Offener Ductus thoracicus nach Tumoroperation und Bestrahlung bei freiliegender Wundfläche und (angezeichnet) vorgesehener plastischer Defektverschluß mit einem Transpositionslappen von der Thoraxwand

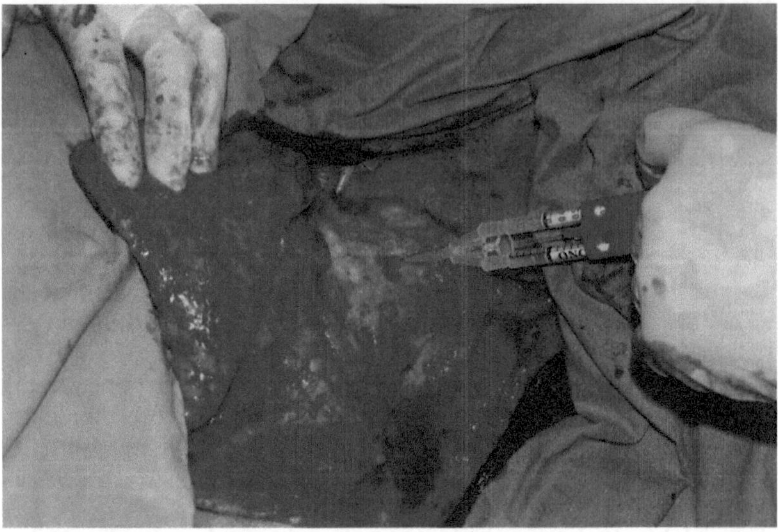

Abb. 2. Installation von Fibrinkleber tief in den freipräparierten offenen Ductus thoracicus vor dem plastischen Defektverschluß des Wundgebietes

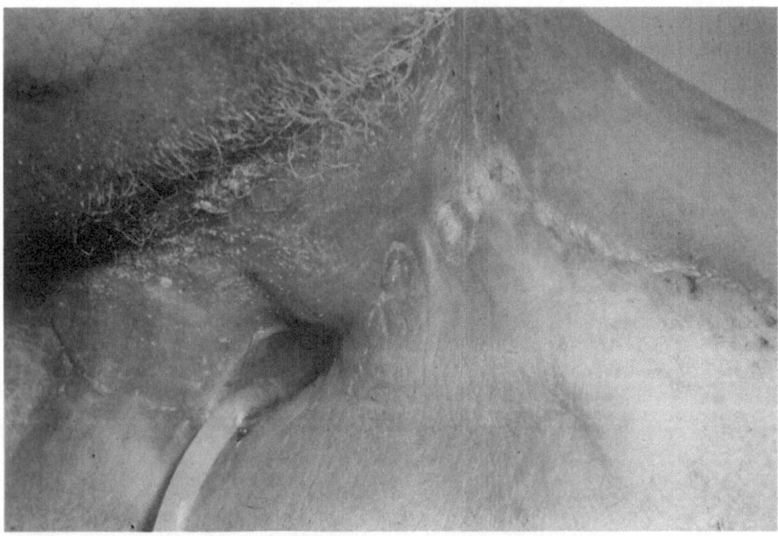

Abb. 3. Gleicher Patient nach vier Wochen. Ductus thoracicus sowie freiliegende Wundfläche verschlossen (im Tracheostoma Platzhalter für Stimmprothese)

konnten wir schon beobachten, daß nach einigen Tagen, offenbar durch den Druck der vor der Unterbindung gestauten Lymphe, das Gefäß geplatzt war und der Lymphfluß wieder begann. Auch zusätzliches Aufsteppen von autologem oder Nachbargewebe und der erforderliche Druckverband führen nicht immer sofort zum Ziel.

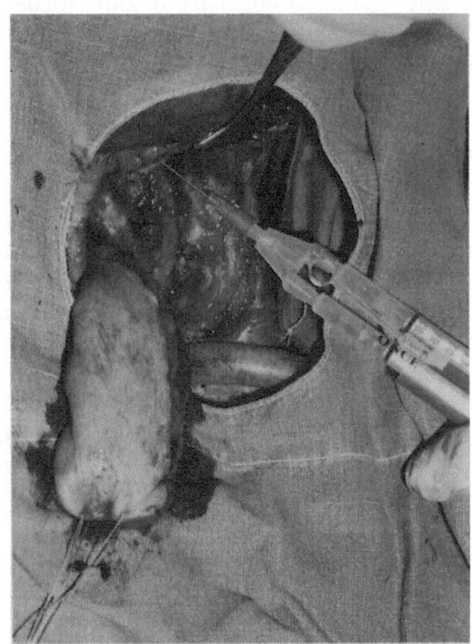

Abb. 4. Installation von Fibrinkleber in einen Pharynxfistelgang bei Zustand nach Bestrahlung und Operation eines Pharynxmalignoms. Im unteren Anteil sieht man den zum Verschluß des äußeren Defektes vorbereiteten und schon präparierten Insellappen von M. pectoralis

Seitdem der Fibrinkleber zur Verfügung steht, verwenden wir ihn als Zusatztherapie zum Verschluß von Ductus-thoracicus-Fisteln. Der Ductus muß möglichst bis unter seine Aufzweigungen im Mündungsgebiet unter dem Mikroskop freipräpariert werden, um den Kleber mit einer langen, stumpfen Kanüle so tief als möglich in den Ductus einbringen zu können. Neben den oben beschriebenen erforderlichen chirurgischen Maßnahmen wäre eine anschließende Umstellung auf parenterale Ernährung für einige Tage zur Verminderung des Lymphstromes empfehlenswert. Ein Verschluß des Ductus führt nicht zu funktionellen Nachteilen für den Patienten.

Wir haben den Fibrinkleber bisher in mehreren Fällen in Kombination mit der chirurgischen Therapie bei Verletzungen des Ductus thoracicus angewendet. In zwei davon wurde die Situation durch eine vorangegangene Primärbestrahlung kompliziert. Trotzdem kam es bei allen Patienten sofort nach dem Eingriff zu einem Sistieren des Lymphstromes. Deshalb würden wir die Anwendung des Fibrinklebers als einen entscheidenden Teil des Therapieprogrammes bei Ductus-thoracicus-Fisteln ansehen.

Schlußfolgerungen

Kontraindikationen gegenüber der Anwendung von Fibrinkleber in der Halschirurgie waren nicht zu ermitteln. Unverträglichkeiten oder unbeabsichtigte Folgen traten nicht auf. Er ist als Gewebekleber, Abdichtungsmaterial, Infektionsschutz und zur Blutstillung geeignet. In allen beschriebenen Operationsbereichen bildet er eine wichtige Bereicherung zum vorhandenen Therapieprogramm und bei der Behandlung eines offenen Ductus thoracicus ist er als Methode der Wahl anzusehen.

Zusammenfassung

Es werden die Anwendungsmöglichkeiten von Fibrinkleber in der Halschirurgie und bei deren Komplikationen beschrieben. Dabei bildet er als Abdichtungsmaterial, Infektionsschutz und Kleber sowie zur Blutstillung eine wichtige Bereicherung unseres Therapieprogramms. Anwendungsmöglichkeiten ergaben sich bei Nervenrekonstruktionen, Gefäßverletzungen oder -ersatz, Pharynx- und Larynxfisteln, Epithelisierungen offener Wundflächen, Verschluß von Ösophagotrachealfisteln sowie bei offenem Ductus thoracicus. Der Fibrinkleber bildet heute ein wichtiges Hilfsmittel für die Halschirurgie und besonders bei ihren Komplikationen.

VII. Tumor- und Rekonstruktions-Chirurgie

Rekonstruktive Chirurgie des N. facialis

M. SCHRÖDER

Einleitung

Die Geschichte der operativen Behandlung von Gesichtsnervenlähmungen wurde
in den letzten hundert Jahren von unterschiedlichen Ansätzen und Techniken ge-
prägt. Der erste Chirurg, der eine Facialislähmung operativ behandelt hat, scheint
1879 Drobnik gewesen zu sein. Er verband bei einem Mann das periphere Ende
des Nervus facialis mit dem zentralen Ende des Nervus accessorius. Nach mehreren Monaten stellte er fest, daß das Gesicht symmetrisch geworden war. Keen
(1903) und Alt (1908) gingen in derselben Weise vor. Korte, Frazier und Spiller sowie Ballance und Tilmann benutzten in den Jahren 1903 und 1905 den Nervus
hypoglossus, Cushing (1903) und Ballance (1924) auch den Nervus glossopharyn-
geus als Verbindungsglied zum peripheren Facialisende. Die Erfolge waren sehr
wechselnd. Erst 1931 gelang Ballance und Duel die erste intratemporale Facialis-
plastik. Durch die Einführung des Operationsmikroskops durch Wullstein und
Zöllner im Jahre 1952 wurden überhaupt erst die technischen Voraussetzungen ge-
schaffen, diese Chirurgie zu der für uns heute selbstverständlichen mikrochirurgischen Technik weiterzuentwickeln. Es soll im Rahmen dieser Darstellung versucht
werden, den aktuellen Stand der extratemporalen Facialisrekonstruktion mit ihren
unterschiedlichen Operationstechniken aufzuzeigen.

Material und Methodik

Die dargestellten Erfahrungen beruhen auf der Analyse von 225 Patienten mit peripheren Facialisparesen, die zwischen 1974 und 1990 in Göttingen und Kassel
operiert wurden. Ein exaktes Monitoring und eine postoperative Kontrolluntersu-
chung existiert bei 195 Patienten, die zwischen 1974 und 1986 an der Univ.-Hals-
Nasen-Ohren-Klinik Göttingen von drei Operateuren versorgt wurden. Dabei
wurde bei 70 Patienten eine Rekonstruktion des extratemporalen Facialisverlaufes
durchgeführt und bei 89 Patienten eine Hypoglossus-Facialis-Anastomose. Alle
Patienten wurden präoperativ im Rahmen einer klinischen Dokumentation und
einer elektromyografischen Untersuchung in ihrem Ausgangsbefund festgehalten.
Der postop. Verlauf konnte durch eine klinische und elektromyografische Untersuchung in drei- bis viermonatigen Abständen festgehalten werden. Die abschließende Untersuchung des funktionellen Endresultates basierte auf einer klinischen
und elektromyografischen Untersuchung, die mindestens ein Jahr nach der Operation stattfand. Für die Evaluation von funktionellen Rehabilitationen bei peri-

B. Freigang/H. Weerda (Hrsg.)
Fibrinklebung in der Otorhinolaryngologie
© Springer-Verlag Berlin Heidelberg 1992

pheren Facialislähmungen existiert eine große Zahl unterschiedlicher Klassifikationssysteme (May 1986, Burres und Fisch 1986). Die Einteilung von House (1983) ist die am weitesten verbreitete und die am häufigsten in der Literatur zitierte. Die beste Darstellung möglicher postoperativer Defektheilungen findet sich in dem 1977 von Stennert vorgestellten System. Auch May (1981) entwickelte ein spezielles Klassifikationssystem nach chirurgischer Rehabilitation des Gesichtsnerven. Da der Großteil der hier berichteten Patienten nach dem House-System präoperativ erfaßt wurde, soll dieses bei der Beurteilung der funktionellen Endresultate zugrunde gelegt werden.

Extratemporale Nervenrekonstruktion

Präoperative Befunde

Bei der Mehrzahl der 70 Patienten, die durch eine extratemporale Rekonstruktion des Pes anserinus versorgt wurden, bestand die Parese weniger als ein Jahr. Nur 5 Patienten wiesen klinisch eine Gesichtsnervenlähmung auf, die mehr als zwei Jahre bestand. Diese waren jedoch elektromyografisch inkomplett. 28 Patienten zeigten eine traumatische Nervenlähmung, bei 12 Patienten war ein gutartiger Parotistumor und bei 24 Patienten ein maligner Parotistumor Ursache der Facialisschädigung. 6 Patienten wiesen eine iatrogene Facialisparese auf, die durch die Exstirpation eines Atheroms, Lipoms oder Lymphangioms hervorgerufen war. Die Rekonstruktionstechniken schlossen bei 16 Patienten eine End-zu-End-Anastomose, bei 15 Patienten eine Rekonstruktion des temporo-facialen oder zerviko-facialen Hauptastes und bei 29 Patienten eine vollständige Rekonstruktion des Pes anserinus ein. Eine Cross-face-Anastomose wurde bei zwei Patienten durchgeführt. 8 Patienten erhielten einen kombinierten Aufbau des Pes anserinus, welcher für die nervale Versorgung des periocculären Sphinktersystems ein Interponat zwischen dem zentralen Facialisstumpf und dem peripheren temporalen Facialisast, sowie eine Anastomose zwischen zentralem Hypoglossusstumpf und dem peripheren zervikalen Facialisast zur Reinnervation des perioralen Sphinktersystems versah.

Funktionelles Gesamtergebnis

67 Patienten hatten ein komplettes Follow-up, welches exakte Aussagen über den funktionellen Operationserfolg zuließ. Im großen und ganzen konnten gute funktionelle Wiederherstellungen erreicht werden (Tabelle 1). Allein 9 Patienten wiesen ein unbefriedigendes Endresultat auf. Diese wurden den Gruppen V und VI nach dem House-Schema zugeteilt.

Funktionelle Ergebnisse in Abhängigkeit von der Pareseursache

Der mögliche Einfluß der Pareseursache auf den therapeutischen Erfolg wurde analysiert. Dabei zeigte sich, daß alle traumatisch bedingten Paresen erfolgreich

Tabelle 1. Funktionelle Ergebnisse nach Rekonstruktion des extratemporalen Facialisverlaufs (n = 67)

House					
I	II	III	IV	V	VI
3	33	18	4	3	6

rekonstruiert werden konnten. Die überwiegende Zahl der Mißerfolge mußte in der Gruppe der malignen Parotistumoren gefunden werden. Auch zwei Patienten mit gutartigen Parotistumoren zeigten eine unvollständige Funktionswiederkehr. Des weiteren wurde ein Mißerfolg bei einem Patienten mit einem infraauriculären Fibrom registriert, welches außerhalb exstirpiert und anschließend einer Strahlentherapie zugeführt worden war.

Funktionelle Ergebnisse in Abhängigkeit von der Operationstechnik

Die Analyse der Abhängigkeit zwischen chirurgischer Technik und Therapieergebnis zeigte, wie zu erwarten war, beste Resultate nach einer End-zu-End-Anastomose. In dieser Gruppe fanden sich auch drei Patienten, die in der Klassifikation nach House als I ohne funktionelle Defizite eingruppiert wurden. Die Gruppe der vollständigen Pes-anserinus-Rekonstruktionen und der Cross-face-Rekonstruktionen wiesen die meisten therapeutischen Mißerfolge auf. Bemerkenswert ist, daß alle acht Patienten, die mit einem kombinierten Rekonstruktionsverfahren versorgt wurden, gute Ergebnisse zeigten, obwohl alle acht wegen eines malignen Parotistumors operiert werden mußten.

Funktionelle Ergebnisse in Abhängigkeit von der Transplantatlänge

Tabelle 2 zeigt die Abhängigkeit des funktionellen Endresultates von der Transplantatlänge. Dabei wurde das angewandte Operationsverfahren unberücksichtigt gelassen. Zur Bestimmung der Transplantatlänge wurde eine willkürliche Klassifi-

Tabelle 2. Funktionelle Ergebnisse in Abhängigkeit von der Transplantatlänge

	House					
	I	II	III	IV	V	VI
Short (n = 33)	1	4	3			
extra temp.	2	8	3			2
	3	8	5	1	1	
Long (n = 19) intra-extra temp.	4	5	6	2	2	4

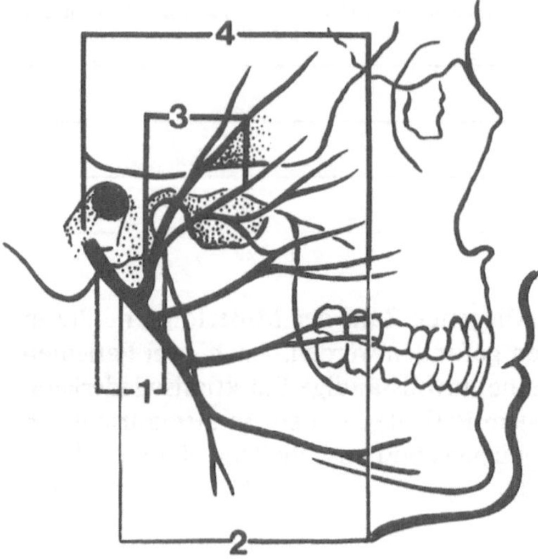

Abb. 1. Klassifikation der Transplantatlänge

kation gewählt, die in der Abb. 1 wiedergegeben ist. Dabei beinhaltet die Gruppe
1 Transplantate, welche vom Nervenstamm bis direkt über die Bifurkation reichten. Die Gruppe 2 stellte Transplantate dar, welche von der Bifurkation bis in die
Peripherie verliefen. Die Gruppe 3 beinhaltete Transplantate, welche allein den
temporo-facialen oder zerviko-facialen Hauptast umfaßten. In der Gruppe 4 waren Patienten enthalten, bei denen die Rekonstruktion vom mastoidalen Verlauf
des Nerven bis in die Peripherie reichte. Dies hatte ein langes extratemporales Interponat zur Folge. Berücksichtigt man diese willkürliche Klassifikation, so wird
klar, daß die Mehrzahl der funktionellen Mißerfolge in der Gruppe 4, welche die
langen Transplantate beinhalten, zu finden war. Von Bedeutung ist, daß in dieser
Gruppe auch die Patienten mit einem kombinierten Aufbau unter Anwendung einer Hypoglossus-Facialis-Anastomose enthalten sind, die alle eine gute Funktionswiederkehr aufwiesen. Schließt man diese acht Patienten aus, so wird klar,
daß die Länge des Transplantates ein wesentlicher Faktor für die Erzielung einer
guten Funktionswiederkehr darstellt. Da die Mehrzahl der Patienten mit langen
Interponaten an einem malignen Parotistumor litten, könnte der Schluß gezogen
werden, daß nicht die Transplantatlänge, sondern der maligne Tumor Ursache der
ungünstigen funktionellen Wiederherstellung sei. Diese Tatsache wird jedoch dadurch widerlegt, daß Patienten mit kurzen Interponaten bei Vorliegen eines malignen Parotistumors gute funktionelle Ergebnisse aufwiesen. Daraus wird deutlich, daß für die funktionelle Wiederherstellung nicht die Malignität des Tumors,
sondern die Länge des Transplantates von entscheidender Bedeutung ist. Gleichzeitig konnte die Erfahrung zeigen, daß Interponate aus dem Nervus auricularis
magnus bessere Resultate zeigten als die aus dem Nervus suralis.

Schlußfolgerung

Vier Punkte scheinen aufgrund der Ergebnisse einer retrospektiven Analyse nach Rekonstruktionen der extratemporalen Facialisregion von besonderer Bedeutung zu sein:

1. Traumatische Verletzungen des Facialisnerven können, wenn sie im Rahmen einer Frühversorgung rekonstruiert werden, in der Regel ausgezeichnete funktionelle Endresultate hervorbringen. Das setzt eine korrekte Technik und eine ausreichende Übung des Operateurs in der mikrochirurgischen Nervenrekonstruktion voraus.
2. Maligne Parotistumoren, bei denen eine Resektion des Facialisfächers erforderlich wird, oder bei denen bereits eine tumorbedingte periphere Facialisparese besteht, sollten unabhängig von der Histologie des Tumors immer rekonstruiert werden.
3. Die Gruppe des Defektes im Verlauf des extratemporalen Facialisfächers und die dadurch erforderliche Transplantatlänge stellen den entscheidenden Faktor für den Funktionserfolg dar.
4. Ein Defekt im Bereich des Facialisfächers, der ein langes Interponat zwischen Mastoid und der Peripherie erforderlich macht, sollte mit einem kombinierten Rekonstruktionsverfahren unter Zuhilfenahme der Hypoglossus-Facialis-Anastomose für das periorale Sphinktersystem rehabilitiert werden.

Die Hypoglossus-Facialis-Anastomose

Die vom Berliner Otologen Korte im Jahre 1903 zum ersten Mal durchgeführte Hypoglossus-Facialis-Anastomose stellte bei allen weiter zentral im intracraniellen Bereich gelegenen Schädigungen des Gesichtsnerven das Verfahren der Wahl dar. 77 der 89 von uns operierten Patienten hatten ein vollständiges Follow-up, welches entsprechend der zu Anfang geschilderten Kriterien dokumentiert wurde.

Pareseursachen

Die Hauptindikation zur Durchführung einer Hypoglossus-Facialis-Anastomose stellte eine Läsion des Nerven nach Akustikusneurinom-Entfernung dar. Etwa zwei Drittel der hier dokumentierten Patienten wiesen diesen im Kleinhirnbrückenwinkel gelegenen Läsionsort auf. Weiter fand sich eine Großzahl von Nervenläsionen im Verlauf des Os temporale. Dagegen traten traumatische Läsionen oder Läsionen nach Parotistumorentfernung in den Hintergrund.

Funktionelles Gesamtergebnis

Die Tabelle 3 zeigt die funktionellen Ergebnisse nach Hypoglossus-Facialis-Anastomose in der Übersicht. Dabei wird deutlich, daß nahezu 90% der Patienten ausgezeichnet rehabilitiert werden konnten. Bei der Analyse des Patientengutes

Tabelle 3. Funktionelle Ergebnisse nach Hypoglossus-Facialis-Anastomose (n = 77)

	House					
	I	II	III	IV	V	VI
HFA		42	28	4	3	

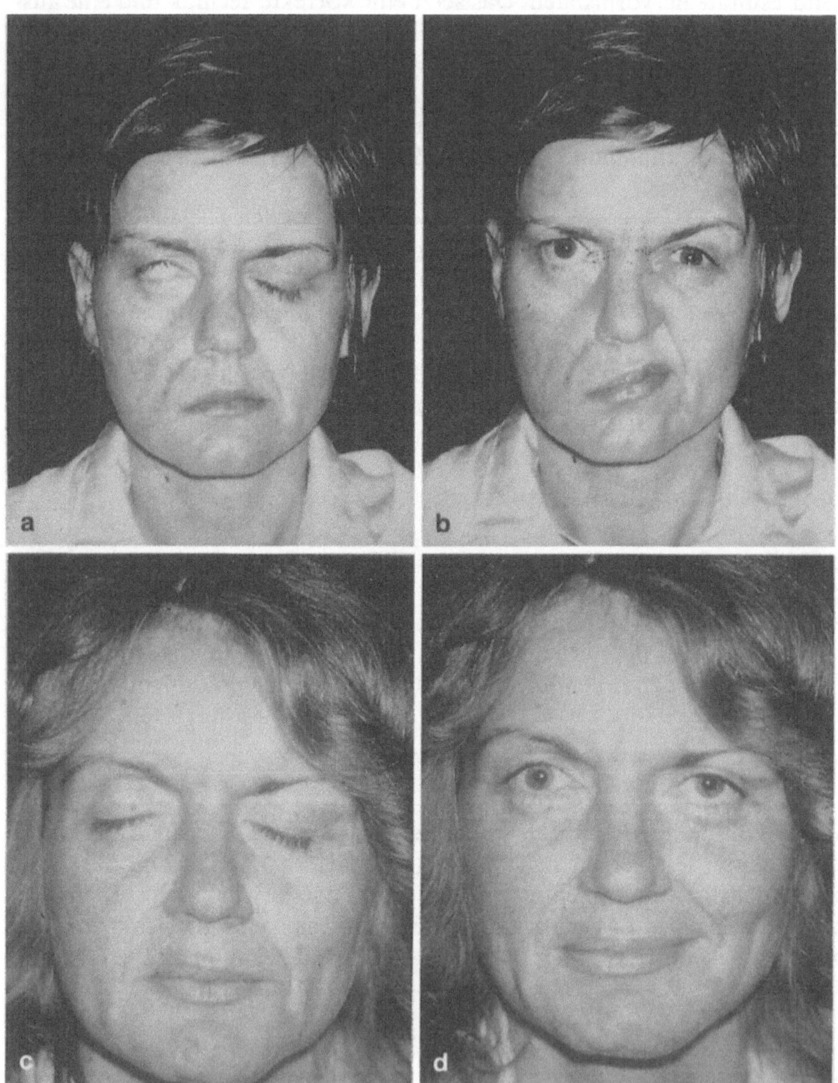

Abb. 2a–d. Patientin mit Hypoglossus-Facialis-Anastomose. **a** und **b**, Präoperativ; **c** und **d** postoperativ

fiel auf, daß die Pareseursache sowie die Paresedauer bis zu einem Zeitraum von vier Jahren keinen Einfluß auf die funktionellen Endresultate zeigten. Es muß jedoch angemerkt werden, daß die Mehrzahl der mit einer Hypoglossus-Facialis-Anastomose rehabilitierten Patienten nicht länger als zwei Jahre an ihrer Parese litten. Das Beispiel einer erfolgreich rehabilitierten Patientin nach Hypoglossus-Facialis-Anastomose ist in der Abb. 2 zu finden.

Schlußfolgerung

Unsere Erfahrungen mit der Hypoglossus-Facialis-Anastomose sind durchweg positiv. Das operative Verfahren zeichnet sich dadurch aus, daß es kurze Operationszeiten mit geringem Operationsrisiko darstellt. Die vielfach geäußerte Funktionsbeeinträchtigung durch Resektion des Nervus hypoglossus stellte für den Patienten keine wesentliche Beeinträchtigung seiner Sprech- und Schluckfunktion dar. Wir haben in den letzten beiden Jahren bei 14 Hypoglossus-Facialis-Anastomosen eine Rekonstruktion des peripheren Hypoglossus über die Ansa nervi hypoglossi versucht und dabei erstaunlich gute Resultate erzielt. Dieses Operationsverfahren sollte in Zukunft Eingang in die Technik der Hypoglossus-Facialis-Anastomose finden.

Die mikrochirurgischen Rekonstruktionstechniken des Gesichtsnerven stellen eine Herausforderung für jeden entsprechend vorgebildeten Operateur dar. Zur Erzielung guter Funktionserfolge ist die Erfahrung und Kenntnis der unterschiedlichen Rekonstruktionsverfahren von ausschlaggebender Bedeutung. Dabei muß die Wahl des Rekonstruktionsverfahrens in Beziehung gebracht werden zur Läsionsart sowie dem Läsionsort. Nur bei Beachtung dieser Parameter ist eine für den betroffenen Patienten für seinen weiteren Lebensweg äußerst wichtige Funktionswiederherstellung zu erreichen.

Literatur

Alt F (1908) Verh Dtsch Ges Otol 191
Ballance C (1924) Br Med J II:349
Ballance C, Duel AB (1932) The operative treatment of facial palsy. Arch otolaryngol 15:1
Burres S, Fisch U (1986) The comparison of facial grading systems. Arch Otolaryngol Head Neck Surg 112:755−758
Cushing H (1903) The surgical treatment of facial paralysis by nerve anastomoses. Ann Surg 37:641
Frazier, Spiller (1903) Univ Penn Med Bull 16:306
House JW (1983) Facial nerve grading system. Laryngoscope 93:1056−1069
Keen WW (1903) J Nerv Ment Dis 30:368
Korte W (1903) Dtsch Med Wochenschr 29:293
May M, Blumenthal F, Taylor FH (1981) Bell's palsy. Surgery based upon prognostic indicator and results. Laryngoscope 91:2092−2103
May M (1986) The Facial Nerve. Thieme, Stuttgart, pp 311−330
Stennert E (1977) Facial nerve paralysis scoring system. In: Fisch U (ed) Facial Nerve Surgery. Aesculapius, Birmingham, Alabama, pp 543−547

Rekonstruktion von ausgedehnten Pharynxdefekten

B. Freigang

Moderne Rekonstruktionsmethoden haben die operative Therapie von Meso- und Hypopharynx-Karzinomen auch bei fortgeschrittenen Tumorstadien in den Vordergrund gerückt. Vor allen Dingen die Anwendung von myokutanen Insellappen und die Möglichkeiten der mikrovaskulär angeschlossenen Transplantate von Haut bzw. Jejunum gestatten Resektionsoperationen ohne größere Funktionsverluste. Diese Operationen belasten den Patienten stark und bedingen auch bei primärer Wundheilung einen längeren Krankenhausaufenthalt.

Wichtigstes Kriterium für eine Erfolgsbewertung kann nur die Verbesserung der Lebensqualität und erst sekundär ein Gewinn von Lebenszeit sein.

Einige renommierte Kliniken, die auch das plastisch-rekonstruktive Armentarium beherrschen, sind – in Anbetracht der a priori schlechten Prognose von ausgedehnten Karzinomen der Schluckstraße – zur simultanen Radio-Chemotherapie übergegangen. Sie kombinieren ihre Behandlung mit einer perkutanen endoskopischen Gastrostomie, um einen guten Ernährungs- und Allgemeinzustand der Patienten zu sichern.

Es ist also an der Zeit die Frage zu stellen, ob sich denn die großen Resektionsoperationen für den Patienten überhaupt lohnen. Wir setzen dabei voraus, daß Rekonstruktionen in mehreren Sitzungen oder sekundäre Verschlußplastiken mit monatelangen Krankenhausaufenthalten bei der Karzinomkrankheit von vornherein nicht in Frage kommen. Die Operationstechnik bei den einzeitigen Rekonstruktionen muß eine sichere Wundheilung garantieren. Besonders nach der Eröffnung oder Resektion des Pharynx ist ein wasserdichter Abschluß notwendig. Dieser kann durch zusätzliche Fibrinklebung von Lappen- und Schleimhautrand erreicht werden und verhindert so eine sekundäre Infektion der Halswunde.

Wir mußten in der Klinik für HNO-Krankheiten an der Medizinischen Akademie Magdeburg 1981 – 1989 433 Patienten mit Karzinomen der Mundhöhle, des Oro- und Hypopharynx behandeln.

Davon wurden 172 Patienten einer kombinierten chirurgisch-radiologischen Behandlung zugeführt. Die unterschiedlichen Therapiearten zeigten keinen wesentlichen Einfluß des Lokalisationsortes auf den Therapieerfolg, jedoch eine wesentlich schlechtere Prognose nach der Radiatio.

Die Darstellung der lebenden Patienten in Abhängigkeit vom Diagnosezeitpunkt des Karzinoms und von den beiden unterschiedlichen Therapiearten zeigt deutlich die bessere Prognose nach der chirurgisch-radiologischen Kombinationstherapie (Abb. 1 und 2). Die operativ behandelten Patienten überlebten durchschnittlich 28 Monate mit einer Schwankungsbreite von 2 bis 90 Monaten. Die verstorbenen Patienten in dieser Gruppe haben durchschnittlich 18 Monate

B. Freigang/H. Weerda (Hrsg.)
Fibrinklebung in der Otorhinolaryngologie
© Springer-Verlag Berlin Heidelberg 1992

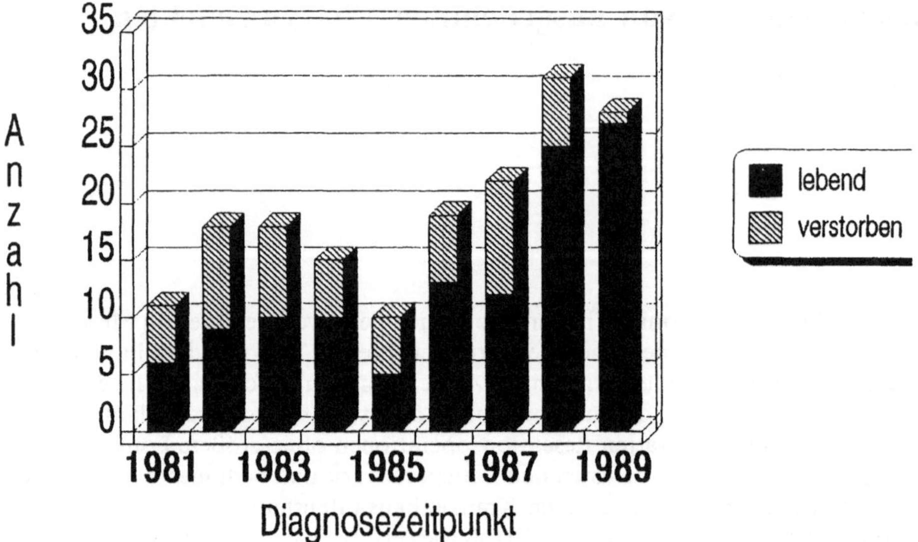

Abb. 1. Darstellung der lebenden und verstorbenen Karzinompatienten in Abhängigkeit vom Diagnosezeitpunkt der Erkrankung nach chirurgisch-radiologischer Kombinationstherapie (1981–1989, OP n = 172)

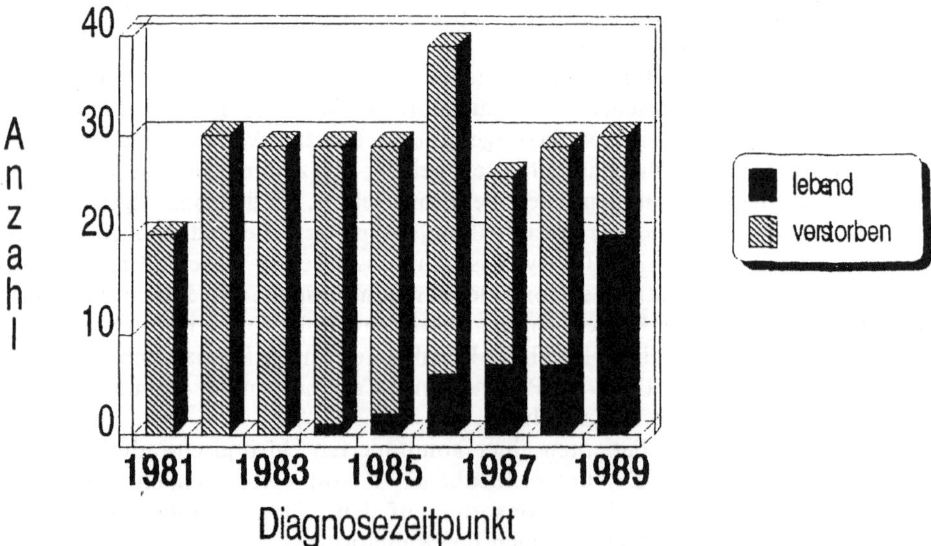

Abb. 2. Darstellung der lebenden und verstorbenen Karzinompatienten in Abhängigkeit vom Diagnosezeitpunkt der Erkrankung nach radiologischer Therapie (1981–1989, Radiatio n = 261)

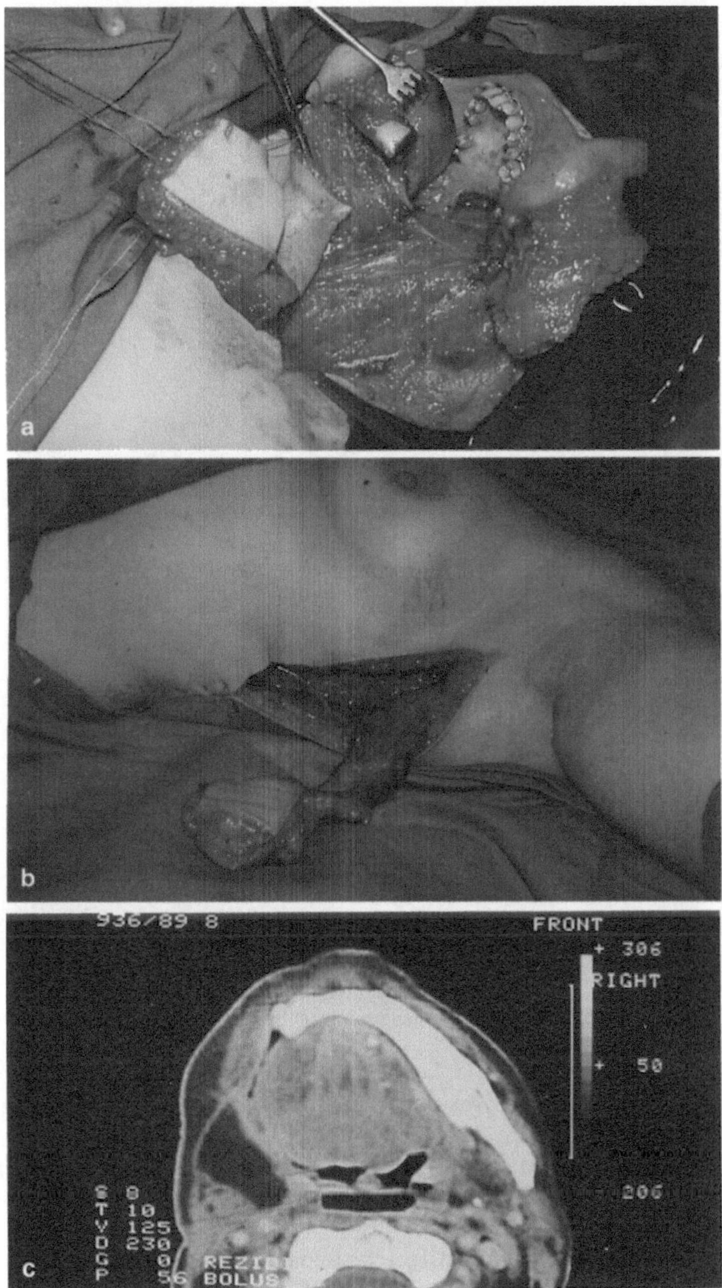

Abb. 3. a Rekonstruktion nach partieller Pharyngektomie mit einem myokutanen Latissimus-dorsi-Lappen. **b** Hebung des Latissimus-dorsi-myokutanen Insellappens bei einer Patientin. **c** Ergebnis nach abgeschlossener Heilung im CT-Bild

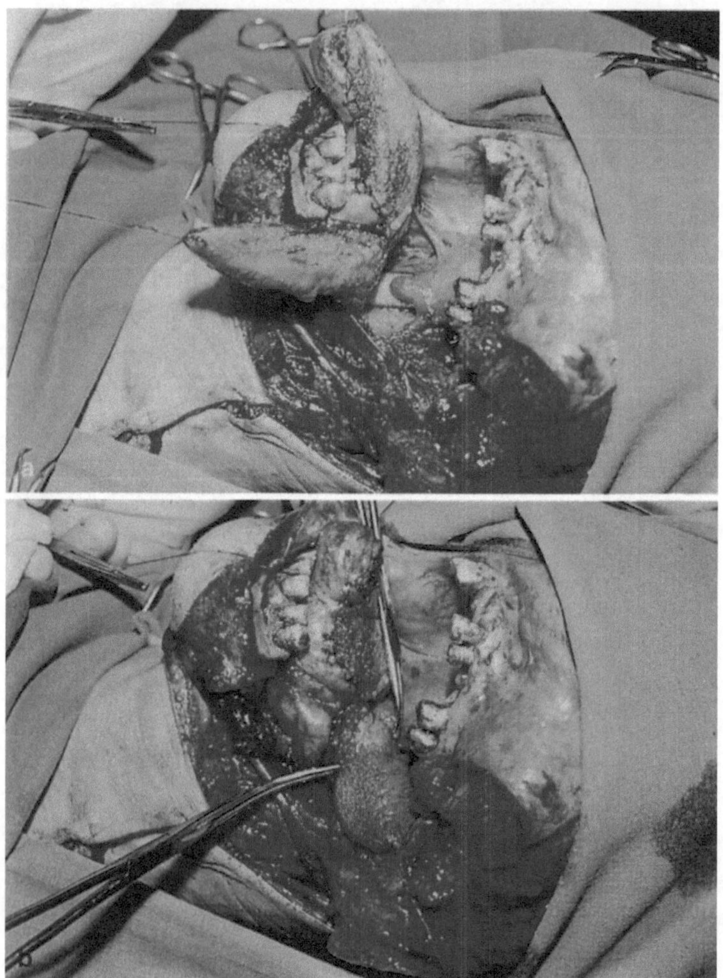

Abb. 4. a Dorsal gestielter Zungenlappen. **b** Präparation. **c** Defektdeckung im Oropharynx

postoperativ gelebt. Von den radiologisch behandelten Patienten verstarben 82%
im ersten Jahr nach der Therapie.

Die postoperativen Behinderungen der Patienten sind neben dem Tumorsitz
und seiner Ausdehnung auch von der Art der plastisch-rekonstruktiven Versorgung abhängig.

In Anbetracht der fortgeschrittenen Tumorstadien wurden bei 60 Patienten
myokutane Insellappen angewandt. Große Defekte können mit dem Pectoralis-In-
sellappen, den wir 43mal benutzten, verschlossen werden. Limitierend auf seinen
Einsatz wirkt sich die Länge des Gefäßmuskelstieles aus. Hier stellt der Latissimus-
dorsi-Insellappen einen Lösungsweg dar (Abb. 3). In unserem Krankengut war er
16mal vertreten, vor allem bei Frauen hochsitzenden Pharynxdefekten, die den weichen Gaumen mit einbezogen, haben wir diesen myokutanen Insellappen verwendet.

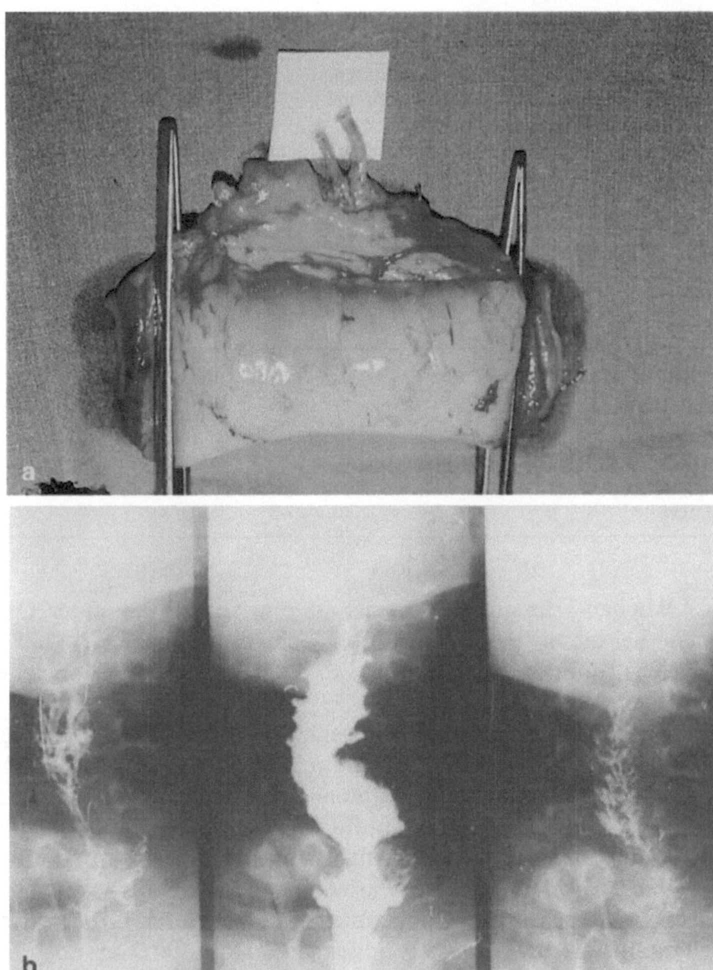

Abb. 5. Mikrovaskuläre Jejunumsegment-Transplantation zur totalen Pharynxrekonstruktion.
a Entnommenes Jejunumsegment. **b** Postoperative Passage nach Transplantation

Große Resektionsoperationen waren bei ausgedehnten Tumoren (T_4-Stadien) in zwei Drittel der Fälle notwendig. Kleinere Defekte in Mundhöhle und Oropharynx bis zu 5×2 cm Größe ließen sich gut mit einem dorsal gestielten Zungenlappen verschließen (Abb. 4). Wenn die Nervi linguales und hypoglossus erhalten bleiben und nur ein Drittel der Zunge in den Lappen einbezogen wird, sind die postoperativen Artikulationsstörungen vertretbar. Eine Fixierung der gesamten Zunge oder beidseitige Nervenläsionen müssen vermieden werden.

Für zirkuläre Pharynxdefekte stellt sich uns die Jejunum-Segment-Transplantation als günstige Methode dar (Abb. 5). Bei primärer Heilung, die durch Fibrinklebung der Darmpharynx- bzw. Darmösophagus-Anastomose gesichert wird, sind die funktionellen Resultate hervorragend. Die Krankenhausverweildauer ist

Tabelle 1. Heilergebnisse. Myokutane Insellappen 1981 – 1989. Lebende Patienten (n = 39)

– gut eingeheilte myokutane Insellappen	19
– partiell narbig umgebaute Insellappen	5
– total narbig umgebaute Insellappen	15

Tabelle 2. Funktionelle Ergebnisse. Myokutane Insellappen (n = 39)

	Einheilung	
	gut (n = 19)	narbig (n = 20)
behinderter Schluckakt	2	16
Mundtrockenheit	0	10
Zungenmotilität		
nicht eingeschränkt	10	3
eingeschränkt	9	9
fixiert	0	8

mit 4 Wochen sehr günstig. Leider ist die Anbahnung einer Ösophagus-Ersatzsprache bei diesen Patienten nur schlecht möglich.

Welche funktionellen Resultate sind nach plastisch-rekonstruktiven Verfahren erreichbar?

Bei der Nachuntersuchung unserer Patienten (Tabelle 1) zeigten sich von 39 myokutanen Insellappen 19 vollkommen reizlos in die Umgebung eingepaßt. Diese Patienten klagten nur zweimal über einen behinderten Schluckakt, die Zungenmotilität war nur 9mal geringgradig eingeschränkt. Heilte der Insellappen verzögert, bot er einen mehr oder weniger stark narbigen Umbau mit Fixierungen der Umgebung. Die Hälfte dieser Patienten störte Mundtrockenheit, Schluckstörungen und eingeschränkte Zungenmotilität. In dieser Gruppe traten mittel- und hochgradige Artikulationsstörungen auf. Darunter war ein Patient mit totaler Glossektomie (Tabelle 2).

Die soziale Wiedereingliederung stellt eine gute Beurteilungsmöglichkeit der Lebensqualität dar. Etwa die Hälfte unserer Patienten geht, wenn auch verkürzt, einer beruflichen Tätigkeit nach. Detaillierter läßt sich die Lebensqualität an Hand des Karnowsky-Index beschreiben. Unsere Patienten sind in dieser Skala bei 70 Prozent einzuordnen: sie versorgen sich selbst, gehen aber keiner geregelten Arbeit nach. Dieser Zustand bleibt lange bestehen, erfahrungsgemäß verschlechtert er sich erst präfinal rapide. Im Gegensatz dazu erreichen Patienten nach radiologischer Behandlung nur selten 50 bis 60 Prozent, meist brauchen sie ganztägig pflegerische Hilfe. Sie liegen auf dieser Skala durchschnittlich bei 40 Prozent.

Aus unseren Erfahrungen können wir schlußfolgern, daß die konsequente chirurgisch-radiologische Kombinationstherapie einschließlich der modernen Methoden der rekonstruktiven Chirurgie es zwar nicht ermöglicht, die Karzinomkrankheit mit Fernmetastasen und Zweittumoren zu heilen; sie ist jedoch in der Lage, die Lebensqualität in gewissen Grenzen länger zu erhalten als dies mit der alleinigen radiologischen Behandlung möglich ist.

Literatur

Coleman II (1989) Reconstruction of the Pharynx after Resection for Cancer. Ann Aurg 209:554–561

Conley II (1970) Concepts in head and neck surgery. Thieme, Stuttgart

Freigang B (1985) Myokutane Insellappen in der rekonstruktiven Kopf- und Hals-Chirurgie. HNO-Praxis (Leipzig) 10:19–23

Gluckmann JL et al (1985) Complications associated with free jejunal graft reconstruction of the pharyngoesophagus – a multi institutional experience with 52 cases. Head Neck Surg 7:205–220

Jacobson JH, Suarez EL (1960) Microsurgery in the anastomosis of small vessels. Surg Forum 11:243

Mann W (1985) Zur Problematik der chirurgischen Behandlung von malignen Geschwülsten des Hypopharynx und des zervikalen Oesophagus. HNO (Berlin) 33:359–362

Ogura JH, Biller HF (1972) Chirurgie des Hypopharynx und des oberen Oesophagus. In: Naumann HH (Hrsg) Kopf- und Hals-Chirurgie, Bd I. Thieme, Stuttgart

Seidenberg B, Rosenak S, Hurwitt ES, Som ML (1959) Immediate reconstruction of the cervical oesophagus by a revascularized isolated jejunal segment. Ann Surg 149:162–171

Yamamoto K, Yokota K, Higaki K (1985) Entire pharyngoesophageal reconstruction with latissimus dorsi myocutaneous island flap. Head Neck Surg 7:461–464

Wendt TG, Wustrow TPU, Schallhorn A (1990) Ergebnisse der simultanen Radio-Chemotherapie bei fortgeschrittenen Kopf-Hals-Tumoren. Strahlenther Onkol 1966:569–579

Defektdeckung mittels M. temporalis-Lappen

I. LAMMERT

Eine Trendanalyse des Zentralinstituts für Krebsforschung in Berlin zur Krebsinzidenz in der ehemaligen DDR für die Jahre 1976 und 1986 ergab kaum eine Zunahme der Summe aller Malignome des menschlichen Körpers, jedoch erhebliche Verschiebungen bei einigen Tumorlokalisationen. So ist im Kopf-Hals-Bereich ein enormer Anstieg der Malignome im Mundhöhlen- und Pharynxbereich im Gegensatz zu dem gleichbleibenden Anteil der Kehlkopftumoren zu verzeichnen.

Das heißt, daß die Otorhinolaryngologen immer häufiger mit dem Krankheitsbild ausgedehnter Mesopharynxkarzinome konfrontiert und zum Handeln gezwungen werden.

Seit 1986 wurden in der HNO-Klinik der Charité die Operationsdefekte nach Resektion ausgedehnter auf die angrenzenden Regionen übergehende Tonsillenkarzinome (Abb. 1) überwiegend mit dem gefäßgestielten Faszienmuskelperiost-Lappen vom M. temporalis gedeckt.

Die erste Anwendung des Temporalismuskellappens geht auf den Vorschlag von Golovine im Jahr 1898 zurück. Er rekonstruierte mit dieser Methode den Orbitaboden nach ausgedehnter Exenteratio orbitae. Es vergingen fast 5 Jahr-

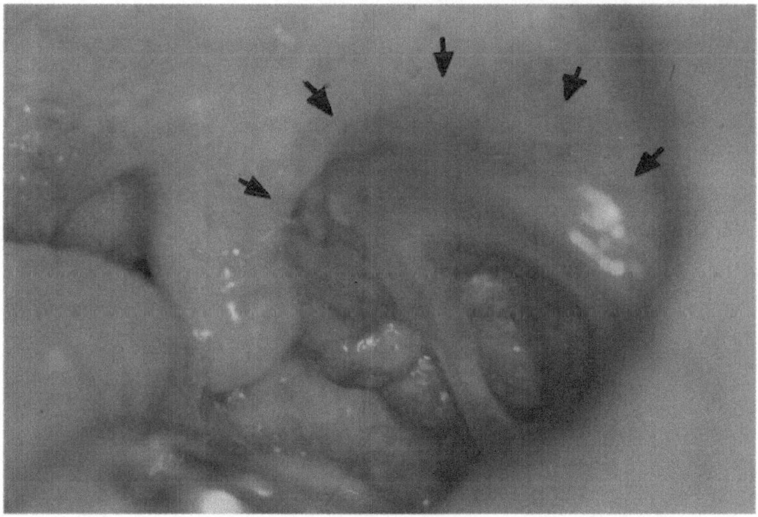

Abb. 1. Verhornendes Plattenepithelkarzinom der linken Tonsille mit Übergang auf den vorderen und hinteren Gaumenbogen, aufsteigenden Unterkieferast und Zungengrund

B. Freigang/H. Weerda (Hrsg.)
Fibrinklebung in der Otorhinolaryngologie
© Springer-Verlag Berlin Heidelberg 1992

zehnte, bevor man diese elegante Methode wiederentdeckte. Bis 1981 wurde der Temporalislappen hauptsächlich zur Oberkieferdefektdeckung und zur Orbitarekonstruktion nach Malignomresektion eingesetzt.

Erst Bradley und Brockbank wiesen 1981 auf die vielseitige Anwendung dieses Lappens vor allem auch zur Deckung von oropharyngealen Defekten hin. Diese Veröffentlichung basiert auf umfassenden anatomischen und histologischen tierexperimentellen Studien. Nicht nur eine strukturelle, sondern auch eine funktionelle Wiederherstellung zeigten die Autoren mit ihren guten klinischen Ergebnissen (z. B. geringes Abweichen des Unterkiefers zur operierten Seite nach Unterkieferteilresektionen).

Der fächerförmige M. temporalis liegt unmittelbar unter der Haut und entspringt bogenförmig vom Planum temporale sowie von der Fascia temporalis. Seine Fasern konvergieren zwischen dem Arcus zygomaticus und der Schädelbasis zu einer kräftigen platten Sehne, die am Processus muscularis des Unterkiefers ansetzt. Er wird von der kräftigen Fascia temporalis bedeckt, die von der Linea temporalis superior ausgeht und am Jochbogen, oft in mehrere Blätter gespalten, ansetzt. Der M. temporalis gehört zu den Schließmuskeln des Unterkiefers. Seine Gefäßversorgung erfolgt über die Aa. temporales profundae anterior et posterior, die beide aus der A. maxillaris entspringen. Die abführenden Venen nehmen einen ähnlichen Verlauf. Die Gefäße treten im unteren und hinteren Teil des Muskels in seine Unterfläche ein. Es gibt eine zusätzliche Blutversorgung durch einen Ast der A. temporalis superficialis, der aber eine untergeordnete Rolle spielt und bei der Präparation des Muskels durchtrennt werden muß. Die Innervation des Muskels

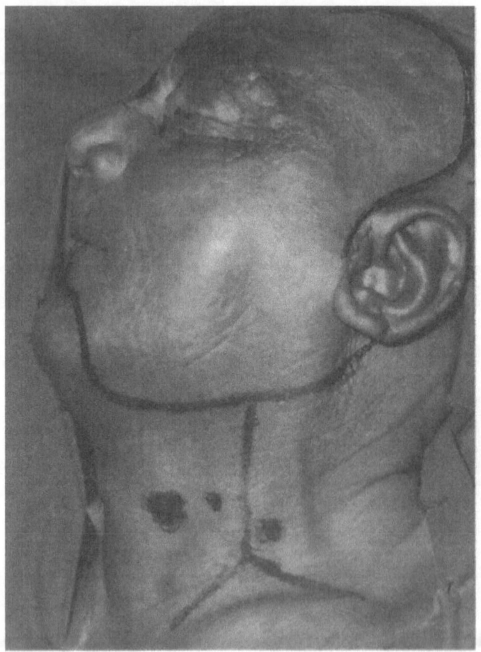

Abb. 2. Anzeichnung der Schnittführung zur Tumorresektion mit Neck-dissection, Wangenaufklappung und Präparation des Temporalismuskellappens

erfolgt durch die Nn. temporales profundae, die vom N. mandibularis, dem dritten Ast des N. trigeminus, stammen.

Der Temporalismuskel kann über 135° rotiert werden. Die Größe des Rotationswinkels ist abhängig von der zu rekonstruierenden Region.

Die Grenzen des M. temporalis können präoperativ durch Kontraktion des Muskels leicht palpiert und angezeichnet werden. Der Schnitt beginnt am Tragus, verläuft dann nach hinten, der Linea temporalis superior nach vorn folgend, um an der Haargrenze im Stirnbereich zu enden (Abb. 2). Die A. temporalis superficialis sollte zwecks notwendiger späterer Anwendung eines Stirnlappens möglichst geschont werden. Die Inzision erfolgt durch die Haut und das subkutane Gewebe bis auf die Oberfläche der Temporalisfaszie. Nach Abpräparieren der Haut liegt der Muskel mit der Faszie frei. In der vorderen Region des Muskels sollte die Präparation subfaszial durchgeführt werden, um den Ramus frontalis des N. facialis, der auf der Faszie liegt und die Mitte des Jochbogens kreuzt, zu schonen. Der Muskel wird dann subperiostal von der oberen Schläfengrube und vom Jochbogen abgesetzt (Abb. 3). Da der fächerförmige Ursprung des Muskels am Planum temporale flach ausläuft und diese Zone weniger durchblutet ist, sollte 1 cm vom Muskelrand reseziert werden, um Nahtdehiszenzen und Teilnekrosen zu vermeiden. Eine größere Beweglichkeit des Lappens wird erreicht, wenn die Sehne am Processus muscularis vorsichtig scharf gelöst wird. Dann ist der Lappen nur noch durch den Gefäß- und Nervenstiel mit dem Körper verbunden. Nach Skelettierung des Arcus zygomaticus wird dieser mit einer oszillierenden Säge so abgesetzt, daß der Muskel durch einen genügend weiten Tunnel in die Mundhöhle geführt werden kann (Abb. 4). Die Tunnelbildung erfolgt durch stumpfe Präparation vor dem

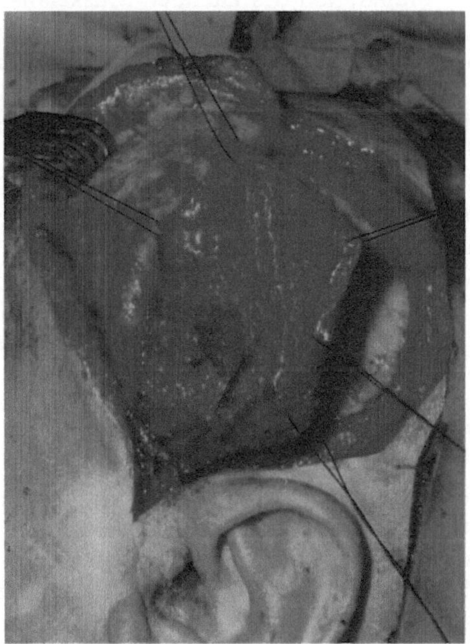

Abb. 3. Präparierter Faszienmuskelperiostlappen vom M. temporalis links

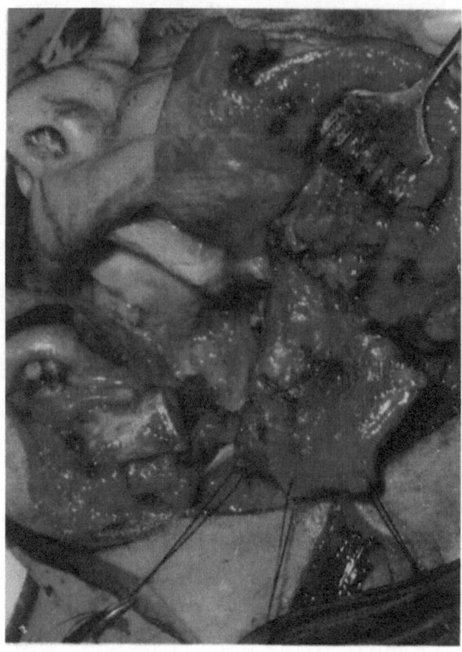

Abb. 4. Nach Unterkieferteilresektion und Tumorresektion ist der Temporalismuskellappen durch einen Tunnel in die Mundhöhle verlegt

Muskel, um die von dorsal kommenden Gefäße nicht zu verletzen. Die Reposition des Knochensegmentes wird nicht empfohlen, da der Konturverlust durch den verlagerten Muskel weitgehend ausgeglichen wird. Besondere Sorgfalt muß bei der Präparation des lateralen Muskelanteils, die streng subperiostal zu erfolgen hat, geübt werden. Dort treten die Gefäße in die Muskelunterfläche ein, deren Schonung für die Vitalität des Lappens unbedingt notwendig ist.

Der präparierte Temporalislappen sollte die Faszie, den Muskel und das Periost umfassen. Nach dem Transfer des Temporalismuskels in die Mundhöhle wird der Muskelfaszienperiostlappen so in den Defekt eingenäht und eingeklebt, daß die Faszie zur Mundhöhle zeigt (Abb. 5). Da eine gewisse Schrumpfung des Lappens eintritt, sollte dieser etwas größer gewählt werden. Besonders ist darauf bei der Rekonstruktion des weichen Gaumens zu achten. Nach Einlegen einer Redondrainage in die Schläfenregion wird der Entnahmebezirk verschlossen und ein Druckverband angelegt. Fibrinbeläge und eine anfängliche Granulationsneigung können beobachtet werden. Die Epithelisierung erfolgt vom Schleimhautrand aus in 4–5 Wochen und glättet gleichzeitig die unregelmäßige Oberfläche des Muskellappens (Abb. 6). Die Narben der Spenderregion sind später unauffällig und durch die Behaarung bedeckt.

Mit dem Temporalismuskellappen haben wir bei 63 Patienten Retromolardefekte, komplette Velumrekonstruktionen bis zur gegenüberliegenden Seite, Defekte des harten Gaumens, Pharynxdefekte bis in Höhe des großen Zungenbeinhorns, Mundboden- und Wangenschleimhautdefekte sowie Zungendefekte bis zur Hemiglossektomie plastisch versorgt. Die größten Defekte hatten eine Ausdehnung von 7×5 cm.

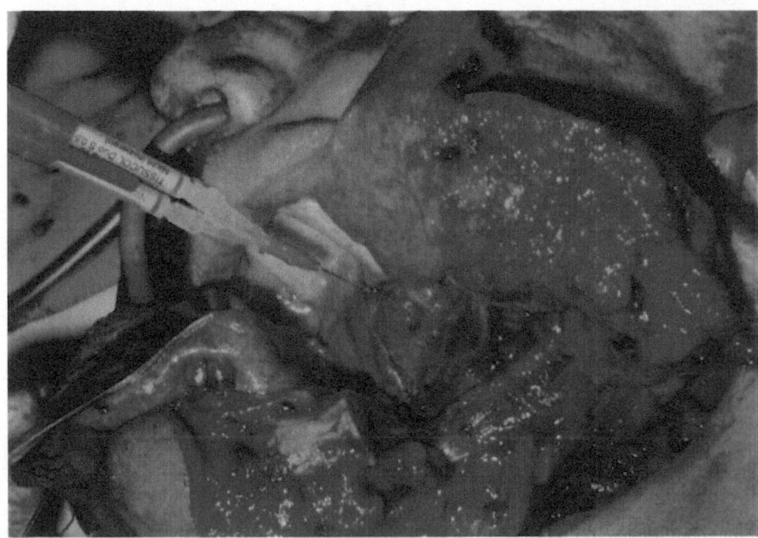

Abb. 5. Der Temporalismuskellappen ist in den über die Mittellinie reichenden Gaumendefekt eingefaßt, eingenäht und mit Fibrinkleber eingeklebt

Die Vitalität der Lappen betrug 94%. 59 von 63 Temporalismuskellappen heilten ein.

Die axiale doppelte Blutversorgung des M. temporalis durch die Aa. und Vv. temporales profundae anterior et posterior macht diese Methode bei vorsichtiger Präparation und Berücksichtigung aller anatomischer Gesichtspunkte, um Kompressionen und Zug der Gefäße zu vermeiden, zu einer sehr sicheren und anspruchsvollen Ersatzplastik. Die nach ausgedehnten Tumorresektionen im Mundhöhlen- und Pharynxbereich resultierenden Auswirkungen auf Nahrungsaufnahme, Sprache und Physiognomie können durch die sofortige Rekonstruktion der alimentären Gleitrinne oder des velopharyngealen Abschlusses und durch anschließende Rehabilitationsmaßnahmen (Sprachübungsbehandlung und Anfertigung eines individuellen Zahnersatzes) auf ein Mindestmaß reduziert werden. Mit der oralen Nahrungsaufnahme konnte bei den Patienten mit primär eingeheilten Lappenplastiken bereits nach 13 Tagen begonnen werden.

Ist aus tumorchirurgischer Sicht eine Unterkieferteilresektion nicht indiziert, so sollte in jedem Fall die Wangenaufklappung mit der Resektion des Proc. muscularis der Mandibula zur besseren Übersicht und zur Schaffung eines genügend weiten Tunnels erfolgen.

Die *Vorteile* des Temporalislappens sind:

– Die Präparation ist ohne großen Aufwand mit nur einem Zusatzschnitt nach der Tumorresektion in relativ kurzer Zeit möglich.
– Der Lappen kann in einer Sitzung definitiv verlagert werden, ohne daß ein Zweiteingriff erforderlich ist.

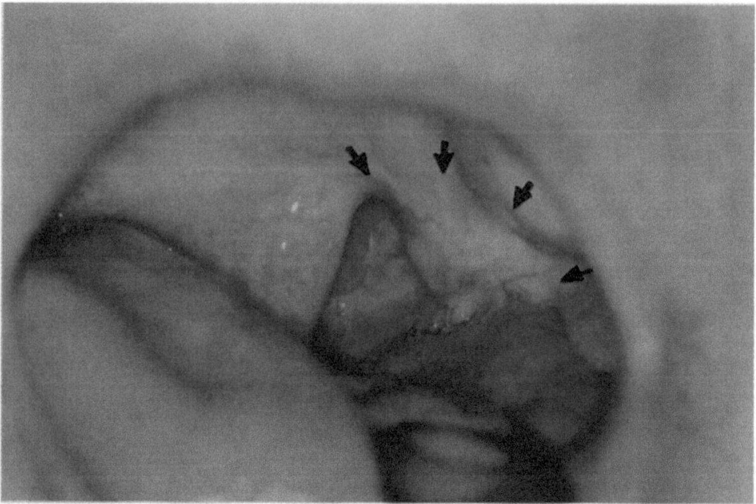

Abb. 6. Eingeheilter und epithelisierter Temporalismuskellappen nach ca. 6 Wochen post operationem

- Da der Muskel durch 2 Arterien versorgt wird, ist die Gefahr einer Nekrose bei vorsichtiger Präparation gering.
- Durch Resektion des Proc. muscularis des Unterkiefers kann die Mobilität des Lappens vergrößert und eine spannunglose Verlagerung erreicht werden.
- Der Entnahmebezirk weist nach der Heilung nur wenig sichtbare Narben auf, weil der größte Teil des Schnittes im behaarten Kopfbereich liegt.
- Der anschmiegsame Temporalismuskellappen eignet sich besonders gut zur Deckung der in der Mundhöhle wechselnden Konturen und zur Rekonstruktion des velopharyngealen Abschlusses.
- Der Temporalislappen gleicht nach Unterkieferteilresektion den Gewebsverlust weitgehend aus und verhindert gleichzeitig die Verlagerung der intakten Mandibula zur operativen Seite.

Die *Nachteile* und Grenzen beim Einsatz des Temporalismuskellappens sind:

- Der Konturunterschied nach Resektion des Jochbogens und nach Entnahme des Temporalismuskels im Schläfenbereich ist nach einem Jahr fast ausgeglichen.
- Der Transfer des Temporalismuskels ohne Unterkieferteilresektion ergibt eine Protrusion im hinteren Wangenbereich.
- Bei Durchtrennung der A. carotis externa kann der Temporalismuskellappen nicht zur Anwendung kommen.

Die *Indikation* zum Einsatz des Temporalismuskellappens besteht:

- Nach Tumorresektion bei mittelgroßen Defekten
- Zur Orbitarekonstruktion
- Zur Oberkieferrekonstruktion (harter Gaumen)

- Zur Rekonstruktion des vorderen und lateralen Schädel- und Gesichtsbereichs
- Zur intraoralen Weichteilrekonstruktion (Oropharynx, Zunge, Mundboden, Wange, seitlicher Pharynx bis zum Sinus piriformis)
- Zur Korrektur von Fazialisparesen
- Zur Korrektur von temporo-mandibulären Ankylosen
- Zum Ausgleich von Gesichtsasymmetrien.

Die überwiegenden Vorteile und die zu vernachlässigenden Nachteile dieser plastischen Rekonstruktionsmethode zeigen den hohen Stellenwert des Temporalismuskellappens bei der Therapie der in den letzten Jahren erheblich zugenommenen Mundhöhlen- und Pharynxkarzinome.

Mittelgroße Defekte von durchschnittlich 4×5 cm können sofort definitiv mit gutem funktionellem Ergebnis verschlossen werden. Der Temporalis-Muskel-Faszienlappen hat in der HNO-Klinik der Charité den temporal gestielten horizontalen Stirnlappen und den Myokutanlappen vom M. sternocleidomastoideus zur oropharyngealen Defektdeckung verdrängt.

In den nächsten Jahren wird diese Defektdeckung sowohl bei den Otorhinolaryngologen als auch bei den Kieferchirurgen weitere Verbreitung und Anwendung finden.

Literatur

Bradley PF, Brockbank J (1981) The temporalis muscle flap in oral reconstruction. J Maxillofac Surg (Stuttgart) 9:139

Campbell HH (1948) Reconstruction of the left maxilla. Plast Reconstr Surg (Baltimore) 3:66

Freidel M, Breton P, Le Bescond Y (1987) Lambeau de muscle temporal et réparation du palais. Rev Stomatol Chir Maxillo Fac (Paris) 88:243−245

Golovine SS (1898) Procédé de cloture plastique de l'orbite aprés l'exentération. Arch Ophthalmol (Paris) 18:679

Habel G (1983) The reconstruction of intra-oral defects following tumour resection. The British Oral Surgery Club Meeting, Münster

Habel G (1984) Zur Deckung intraoraler Defekte nach radikal operierten Mundhöhlenkarzinomen. Ein standardisiertes Dreilappenkonzept. Dtsch Z Mund-Kiefer-Gesichtschir (München) 8:405−410

Habel G, Hensher R (1986) The versatility of the temporalis muscle flap in reconstruction surgery. Br J Oral Maxillofac Surg (Edinburgh) 24:96−101

Hüttenbrink KB (1986) Temporalis muscle flap: an alternative in oropharyngeal reconstruction. Laryngoscope (St. Louis) 96:1034−1038

Hüttenbrink KB (1989) Der Temporalis-Muskel-Faszien-Lappen als Defektdeckung im Oropharynx. Laryngol Rhinol Otol (Stuttgart) 68:272−274

Koranda FC, McMahon MF (1988) The temporalis muscle flap for intraoral reconstruction: technical modifications. Otolaryngol Head Neck Surg (Rochester) 98:315−318

Lammert I, Haake K (1988) Der Lappen vom M. temporalis zum Verschluß von Defekten im Mesopharynx und in der Mundhöhle. HNO-Prax (Leipzig) 13:115−120

Rozsa L (1989) Temporal musculofacial lobe for closing the defects of oral-pharyngeal cavity. Fül Orv-Gyógyàszat (Budapest) 35:27

Terpinas TM (1984) Temporo-mandibular joint ankylosis: surgical correction using a temporalis pedicle flap graft. − Seventh Congress of the European Association for Maxillo-Facial Surgery. Paris, September 1984

Sachverzeichnis